てんかん診療
悩みまくり

[編著] 岩佐博人
千葉県循環器病センター てんかんセンター
医療法人静和会 浅井病院 精神科

[編集協力] 原 広一郎
医療法人静和会 浅井病院 精神科

株式会社 新興医学出版社

Practical Tips for Integrating Various Aspects
of the Mind into Epilepsy Care

Hiroto Iwasa, M.D., Ph.D.

© First edition, 2025 published by

SHINKOH IGAKU SHUPPAN CO. LTD., TOKYO.

Printed & bound in Japan

編集・執筆者一覧

編　集

岩佐　博人（いわさ　ひろと）

千葉県循環器病センターてんかんセンター

医療泣人静和会浅井病院精神科

木下記念学園クリニックてんかんと精神医学研究部顧問

日本てんかん学会てんかん専門医・指導医

日本専門医機構認定精神科専門医・指導医

精神保健指定医

編集協力

原　広一郎（はら　こういちろう）

医療法人静和会浅井病院精神科部長

日本てんかん学会てんかん専門医・指導医

日本専門医機構認定精神科専門医・指導医

精神保健指定医

日本臨床神経生理学会専門医・指導医（脳波分野）

執筆者（50音順）

青柳　京子　千葉県循環器病センターてんかんセンターセンター長
　　　　　　千葉県循環器病センター脳神経外科部長

岩佐　博人　千葉県循環器病センターてんかんセンター
　　　　　　医療法人静和会浅井病院精神科

古関啓二郎　木下記念学園クリニック院長

原　広一郎　医療法人静和会浅井病院精神科部長

早津龍之介　千葉大学医学部附属病院こどものこころ診療部特任助教

樋口　佳則　千葉大学大学院医学研究院脳神経外科学教授

保阪　玲子　自由が丘心理相談室，木更津病院心理室
　　　　　　臨床心理士，公認心理師

益子紗緒里　医療法人財団明理会行徳総合病院リハビリテーション科
　　　　　　言語聴覚士，公認心理師，臨床神経心理士

プロローグ

　てんかん臨床に限らず，治療者は最善の治療方策を提供するために，正確かつ最新の知識をもとにした対応を考えて診療現場に臨みます．でも初診から長い期間にわたるあいだには，さまざまな局面で「こんなときはこんな対応でいいのだろうか」「こんな質問にはどんなふうに答えるのがいいのだろう」と，治療者自身が自分の対応にいささか迷いを感じる場面もあるのではないでしょうか．また一方，患者としては，言葉のうえでは治療者からの説明をなんとなく理解できたとしても，気持ちのうえでは簡単には受けとめきれないこともありうるでしょう．時には感情が不安定になるかもしれません．本書は，そうしたてんかん臨床の多様な場面を想定した問いを CQ として挙げ，よりリアルで柔軟な対応に役立つと思われる提言を綴りました．それぞれの CQ は実際に筆者らが問われた質問をもとにしてあります．教科書的な内容を整然と列挙したものではありませんので，全体にサッと目を通していただいても，必要に応じて 1 つひとつの項目を読んでいただいてもかまいません．筆者らの経験や私見を交えた実際の対応や，知っておくべきポイントなどを述べました．また，10 個のテーマについては NOTE として巻末に掲載しています．すべて合わせて 90 項目です．各項目はコーヒー 1 杯飲んで一息入れる程度の時間で読みきれる量だと思います．1 日 1 項目だけでも目を通していただけるなら，3 ヵ月程度で本書のすべての内容に触れていただけるかと思います．てんかん臨床のあらゆる課題を網羅しているわけではありませんが，本書で述べたことが日常診療のやりとりに少しでも役にたつことを願っております．

　偏っているかもしれない見解，迷いを引きずったままの提言，歯切れの悪い答えや明確な結論がないままの内容も含まれておりますが，その理由は，臨床場面のなかで筆者自身が「答え」に到達できないままでいる「悩み」もあえてそのままお伝えしようと思ったからに他なりません．本書は「王道」へ導く指針ではありませんし，標準的な意見を述べたわけではありません．異論が浮かぶ内容もあるかと思いますが，むしろそれらの議論が，今一度，てんかん臨床の多様な側面に向き合い直す発端になれば幸いです．

岩佐　博人

本書について

CQ・NOTE

　各 clinical question（CQ）は筆者らが診療現場で，さまざまな立場の支援者の方々から尋ねられた課題をもとに作成しました．当該課題に関するすべてについて述べきれているわけではありませんので，関連 CQ や NOTE をつなげてご覧いただくことで，各課題への対応が膨らむことを願っております．

Chapter

　本書は CQ の内容によって 4 つの Chapter に分けましたが，あくまで大まかな目安としてご理解ください．診療の段階に沿って順序立てて分類したものではありませんので，必要に応じてどの CQ や NOTE から読んでいただいてもかまいません．

レベル

　各 CQ については精神医学の専門家以外の治療者が対応する際に，専門家へのコンサルテーションが必要かどうかを念頭に置いて，レベル分けを付しました．これらのレベル表示は，課題の難易度あるいは専門・非専門の断定的な区別を示すものではありません．どのレベルの CQ の解説で述べた内容であっても，「今，その場」での対応に役立つヒントになれば幸いです．

専門用語等

　ある程度のコンセンサスのある専門的な表現や訳語は，可能な限りそれらに準拠しましたが，一部は各 CQ 執筆者らの判断で随時それ以外の用語，訳語などを使用しました．また，分類や呼称なども可能な限り国際抗てんかん連盟（Internatinal League Against Epilepsy: ILAE）または日本てんかん学会の提言等に準拠しましたが，一部それ以外の表記をした部分があります．

文献

　具体的な参照部分や引用がある場合は本文中に文献番号を付し，それ以外の場合は全体的に参考にした主要な文献を記しました．

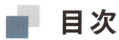

目次

プロローグ……………………………………………………… 4
本書について…………………………………………………… 5

Chapter 1 さまざまな診療場面 …………… 13

CQ 1-1 てんかんの診断を伝えるときに注意することは
ありますか？……………………………………………14

1-2 脳波検査の結果はどのように説明すればよいですか？
………………………………………………………16

1-3 心理検査の目的や結果はどのように伝えれば
よいですか？……………………………………………18

1-4 高次脳機能検査の目的や結果はどのように伝えれば
よいですか？……………………………………………20

1-5 治療開始の際の説明では患者や家族にどのような
配慮が必要ですか？……………………………………22

1-6 てんかんの理解に患者と家族で差がある
ようなのですが？………………………………………24

1-7 子どもの患者への対応ではどのような配慮が
必要ですか？……………………………………………26

1-8 発作の記録をつけてもらう際に配慮すべきことは
ありますか？……………………………………………28

1-9 発作があったことを患者が話したがらない
ようなのですが？………………………………………30

1-10 小児科から成人科への移行をすすめたいとき
留意することはありますか？…………………………32

1-11 薬を減らしたい，やめたい，と相談されたのですが？
………………………………………………………34

1-12 薬を変えたい，と相談されたのですが？…………36

1-13 わが子がてんかんであることで，親が自分を
責めているのですが？……………………………………38

1-14 患者が怒りっぽくなった，と家族から
相談されたのですが？……………………………………40

1-15 過呼吸発作かてんかん発作なのか，わかりにくい
症状なのですが？…………………………………………42

1-16 カウンセリングを受けたい，と相談されたのですが？
………………………………………………………………44

1-17 てんかんになってから将来に夢がなくなった，と
いわれたのですが？………………………………………46

1-18 発作が完全に消失していても精神面のケアが
必要ですか？………………………………………………48

1-19 外科治療を予定している患者への対応で
留意することは何ですか？………………………………50

1-20 外科手術をしても発作が完全に消失しない場合が
あることを伝えたいのですが？…………………………52

1-21 外科治療を承諾した患者が，手術を躊躇しはじめた
のですが？…………………………………………………54

1-22 外科手術を受けたのに発作がなくならない，と
いわれたのですが？………………………………………56

1-23 患者が質問しやすくするにはどのような配慮が
必要ですか？………………………………………………58

1-24 今まで誰にもいわなかったことだけど，と
相談されたのですが？……………………………………60

1-25 私は治らないのですか，と聞かれたのですが？……62

1-26 実は薬を飲んでいませんでした，といわれたのですが？
………………………………………………………………64

1-27 患者に元気がないので励ましたいのですが？………66

1-28 発作のセルフコントロールについて
助言したいのですが？……………………………………68

1-29 発作を自分で止められた，とのことなのですが？…70

Chapter 2 メンタルヘルスの課題 ··············· 73

CQ 2-1 トラウマがある，と相談されたのですが？ ········74

2-2 心理的なストレスで発作が起こりやすくなり
ますか？ ···76

2-3 精神的な面での相談がなければ特別な対応は
必要ないですか？ ·······································78

2-4 悩みがあるようなので精神科受診をすすめたいの
ですが？ ···80

2-5 患者がどうしても精神科受診を望まないのですが？
···82

2-6 患児の落ち着きがない，と家族から相談されたの
ですが？ ···84

2-7 勉強しているのに成績が下がってきた，と
家族から相談されたのですが？ ·····················86

2-8 忘れ物が多くて注意される，と家族から
相談されたのですが？ ································88

2-9 学校に行きたがらない，と家族から相談されたの
ですが？ ···90

2-10 子どものころ親から虐待されていた，と
相談されたのですが？ ·······························92

2-11 いつも不安で仕方ない，と相談されたのですが？
···94

2-12 あまり食欲がない，と相談されたのですが？
···96

2-13 最近やる気がでない，と相談されたのですが？
···98

2-14 生きている意味を感じなくなってきた，と
相談されたのですが？ ······························ 100

2-15 ちょっとしたことで涙が出る，と相談された
のですが？ ··· 102

88002-935 JCOPY

2-16 気分の浮き沈みが激しい，と相談されたの
ですが？‥‥‥‥‥‥‥‥‥‥‥‥‥‥‥‥‥‥‥ 104

2-17 抗うつ薬を使うときの注意点はありますか？‥‥‥ 106

2-18 眠れない，と相談されたのですが？‥‥‥‥‥‥‥ 108

2-19 誰かに嫌がらせされている，という言動が
あったのですが？‥‥‥‥‥‥‥‥‥‥‥‥‥‥‥ 110

2-20 患者が無口になった，と家族から相談されたの
ですが？‥‥‥‥‥‥‥‥‥‥‥‥‥‥‥‥‥‥‥ 112

2-21 幻聴があるようだ，と家族から相談されたの
ですが？‥‥‥‥‥‥‥‥‥‥‥‥‥‥‥‥‥‥‥ 114

2-22 発作が起こるのが怖い，と相談されたのですが？‥‥ 116

2-23 自傷行為がある，と家族から相談されたのですが？‥‥ 118

2-24 パニックを起こして暴れる，と家族から
相談されたのですが？‥‥‥‥‥‥‥‥‥‥‥‥‥ 120

2-25 心因性非てんかん発作の診断はどう伝えるのがよい
ですか？‥‥‥‥‥‥‥‥‥‥‥‥‥‥‥‥‥‥‥ 122

2-26 心因性非てんかん発作の診療は何科が行うのが
よいですか？‥‥‥‥‥‥‥‥‥‥‥‥‥‥‥‥‥ 124

2-27 話が通じにくい，言葉が頭に浮かばないようだ，と
相談されたのですが？‥‥‥‥‥‥‥‥‥‥‥‥‥ 126

2-28 読むのが遅い，字が汚い，と家族から相談されたの
ですが？‥‥‥‥‥‥‥‥‥‥‥‥‥‥‥‥‥‥‥ 128

2-29 記憶力が落ちた，と患者（または家族）から
相談されたのですが？‥‥‥‥‥‥‥‥‥‥‥‥‥ 130

2-30 性格の影響と思われる問題についてはどうしたら
よいですか？‥‥‥‥‥‥‥‥‥‥‥‥‥‥‥‥‥ 132

2-31 抗精神病薬，抗不安薬など精神科の治療薬を
使う際のコツはありますか？‥‥‥‥‥‥‥‥‥‥ 134

2-32 心理的な症状の場合は精神科のみの診療で
よいですか？‥‥‥‥‥‥‥‥‥‥‥‥‥‥‥‥‥ 136

Chapter 3　社会生活上の課題 ‥‥‥‥‥‥‥‥139

CQ 3-1 学校生活や進学についての相談をされたのですが？ ‥‥‥‥‥‥‥‥‥‥‥‥‥‥‥‥‥‥‥‥ 140

3-2 就業や職業選択についてどのように伝えれば
よいですか？‥‥‥‥‥‥‥‥‥‥‥‥‥‥‥‥ 142

3-3 パートナーに病気のことを話すべきか，と
相談されたのですが？‥‥‥‥‥‥‥‥‥‥‥ 144

3-4 運転できないと仕事をクビになると嘆願されたの
ですが？‥‥‥‥‥‥‥‥‥‥‥‥‥‥‥‥‥‥ 146

3-5 薬をきちんと飲んでいないようなのですが？‥‥‥ 148

3-6 診察の際，患者より家族が答えてしまうことが
多いのですが？‥‥‥‥‥‥‥‥‥‥‥‥‥‥‥ 150

3-7 子どものころから親に厳しく行動制限された，
とのことなのですが？‥‥‥‥‥‥‥‥‥‥‥ 152

3-8 ゲームやスマホの時間を制限したい，とのこと
なのですが？‥‥‥‥‥‥‥‥‥‥‥‥‥‥‥‥ 154

Chapter 4　基本的課題に立ち戻って ‥‥‥‥‥‥157

CQ 4-1 精神医学的対応での治療者の立ち位置とは
どのようなものですか？‥‥‥‥‥‥‥‥‥‥ 158

4-2 精神療法での大事なポイントとは
どのようなものですか？‥‥‥‥‥‥‥‥‥‥ 160

4-3 精神科的・心理的対応の際どのような
専門職との連携が必要ですか？‥‥‥‥‥‥ 162

4-4 心理士（師）によるカウンセリングの目的は
どのようなものですか？‥‥‥‥‥‥‥‥‥‥ 164

4-5 専門的なカウンセリングではどのようなことを
するのですか？‥‥‥‥‥‥‥‥‥‥‥‥‥‥‥ 166

4-6 患者や家族から悩みを聞き出すにはどうしたら
よいですか？……………………………………………… 168

4-7 精神面での課題にどこまで相談に乗るべきですか？
…………………………………………………………… 170

4-8 精神科や心理の専門家以外でも"精神療法"は
できますか？……………………………………………… 172

4-9 子どもの患者では誰に何をどのように伝える
のがよいですか？………………………………………… 174

4-10 治療者（支援者）自身の心の動きについて
気をつけることは何ですか？………………………… 176

4-11 精神医学的な相談や併診がスムースにできるように
したいのですが？………………………………………… 178

■ NOTE ■

1 心のやりとり ―てんかん臨床の「隙間」で―………… 182

2 「心に向き合う」とは ―精神科臨床からの提言―……… 184

3 こころの専門家の資格 ―公認心理師と臨床心理士―… 186

4 「虐待」について知ってほしいこと ………………………… 188

5 児童精神科の役割 ―てんかん臨床における使命―……… 190

6 てんかんと家族・親子関係………………………………… 192

7 高次脳機能リハビリテーションとてんかん ………………… 194

8 てんかん外科治療 ―最近の話題を含めて― ………………… 196

9 包括的てんかん医療を目指して ―現状と課題―……… 198

10 「てんかん精神病」の理解と誤解 ―診断名がつながらない？―
………………………………………………………………… 200

エピローグ ……………………………………… 202
索　　引 ……………………………………… 204

Chapter 1
さまざまな診療場面

レベル 1 知っていると対応に役立つこと

Clinical Question 1-1

▶てんかんの診断を 伝えるときに注意する ことはありますか？

　受診の際に，患者は診断を知りたいという気持ちと同時に，てんかんではないことを望んでいるかもしれません．なぜなら，一般の方もてんかんについてのおよそのイメージはもっていることが多く，その大方のイメージはネガティブな印象が大きいからです．治療者は，そうした相反する当時者の気持ちを想定したうえで診断を伝えることが大事です．

　てんかんの診断は比較的早い段階ではっきりすることもありますが，ときには診断までに時間がかかる場合もあります．いずれの場合も，患者や家族との会話を通して，生活上の規制や将来への心配など，どの程度の不安感をもっているかなどをつかむことも大切です．そのうえで，診断はできるだけ正確に，かつ，大事なことから少しずつ伝えていくことが大切です．また，「てんかんですね！」というような大雑把な言葉は，結局はあやふやでネガティブな疾患イメージを患者や家族に固着させてしまうこともあります．「発作型」などを冠してある程度細かな診断や，脳波などの検査所見と対応させて，どのようなメカニズムで起こる病気なのか，日常面での一般的な注意事項，治療計画の概要などを伝えることによって，患者が抱いていた漠然とした疾患イメージに具体的な輪郭が付与され，自身が対処すべき病気のイメージがつかめれば不安が軽減する可能性もあります．

説明の際には，「わかりましたか？」とか「質問ありますか？」のような問い詰める投げかけは避けるべきでしょう．患者はただでさえ気持ちの混乱を抱えている可能性があるのに，冷静に頭を整理して質問をすることなどできるわけがありません．「わかりにくいところもあると思いますが，また説明しますから気にしないでください」というように，ある程度の時間をかけて理解をうながしていく雰囲気でつなぐことをおすすめします．

また，病気についての知識を得たからといって，疾患の「受容」ができていると判断してはなりません．心理面では多かれ少なかれショックを受けたり，拒絶感や絶望感を伴う可能性もあります．そうした感情面の変化を読みとりながら，初診のときだけでなく，診療のたびにいろいろな話題に触れていくのがよいと思います．

実際の説明例

これまでの経過や脳波などの検査結果を併せて考えると，あなたの症状はてんかんの可能性が高いと思います．

てんかんにはいろいろなタイプがあるのでもう少し細かな検査が必要になると思いますが，あなたの場合は焦点性てんかんと呼ばれるタイプが考えられます．これまでの症状は「けいれんは起こさないけれど意識が少しボーっとして体の動きを伴うタイプ」の発作で，焦点意識減損発作と呼ばれています．

聞きなれない言葉が多くてわかりくいかもしれませんが，また説明しますからあせらなくてもいいですよ．

※診断と同時に，運転免許の法的制限については具体的かつ明確に伝え，患者の事情にかかわらず遵守を強く提言します．

文献

・ 岩佐博人編著：てんかん臨床に向きあうためのシナリオ．新興医学出版社，東京，2021

関連CQ ☞ CQ1-2，1-5，1-22

（岩佐 博人）

レベル 1 知っていると対応に役立つこと

Clinical
Question

1-2

▶脳波検査の結果は どのように説明すれば よいですか？

　てんかんの臨床では脳波検査，画像検査，血液検査など多数の検査を行います．

　脳波検査の結果を説明する最も大事な場面は，てんかんの診断を伝えるときです．これは非常に重要な過程であり，患者が受ける気持ちの動揺は我々治療者の想像以上に大きいものがあります．また，患者がもっている知識は不充分で，不正確な場合が多いので，脳の検査で異常があると聞くと，「自分の脳は異常」と極端にとらえてしまい，抑うつ的になったり，厭世的になってしまう場合もあります．どのような表現で伝えるか，配慮しなくてはなりません．

　てんかんの診断における脳波検査の役割は，てんかん性放電が発作の発現と一致する証拠を提供する場合にのみ診断をサポートするというものです．国際抗てんかん連盟（ILAE）の『ILAE てんかん分類』[1]では，「診断は臨床的根拠に基づいて行い，脳波所見は裏付けとなる」と記載されており，脳波は診断に必須となっていません．また，てんかん発作に対して脳波をベースにした定義を課していませんので，脳波異常だけでてんかんの診断はできません．

　健康な人でも一定の確率で脳波異常を呈することがありますし，記録中の雑音を境界域〜異常と判定してしまうことを完全に避けることはで

きません．一方でてんかん患者でも初回の脳波検査で明らかなてんかん性異常を呈するのは4～6割にとどまります[2]．このように脳波は「偽陽性」「偽陰性」がかなり含まれる検査であり，一部の所見を拡大解釈されないよう説明に気をつける必要があります．

てんかん性放電を「脳の不整脈」に例えて[3]，所見と臨床症状，病的意義との関連を説明するのもわかりやすいでしょう．

実際の説明例

脳の神経細胞は，電気信号で情報をやりとりしています．脳波検査は，この脳の電気信号をみる検査です．

何かの原因で突然強すぎる電気信号が発生すると，一時的にその場所の脳の機能がバランスを崩して，けいれんや意識が遠のくなどの症状が出ます．これがてんかん発作です．

発作のもとになる強すぎる電気信号は，脳波でとがった波として記録されます．とがった波が何秒も続くと発作に発展しますが，波の出方がまばらで，同時に症状が出ていないときは発作ではないので，あまり心配はいりません．

文献

1) Scheffer, I.E., et al.：ILAE classification of the epilepsies：position paper of the ILAE commission for classification and terminology. Epilepsia, 58(4)；512–521, 2017〔日本てんかん学会分類・用語委員会編，中川栄二ほか監：ILAE てんかん分類：ILAE 分類・用語委員会の公式声明. 2018(https://jes-jp.org/jes/images/jes-image/tenkanbunrui2017.pdf)(参照 2023/09/29)〕

2) Krishnan, V., et al.：The application of EEG to epilepsy in adults and the elderly. Niedermeyer's Electroencephalography：Basic Principles, Clinical Applications, and Related Fields, 7th ed(Schomer,D.L. et al. eds). Oxford University Press, Oxford, p521–535, 2017

3) 音成秀一郎ほか：脳波判読オープンキャンパス 誰でも学べる 7STEP．診断と治療社，東京　2021

関連CQ ☞ CQ 1-1

（原　広一郎）

| レベル **1** 知っていると対応に役立つこと |

Clinical Question 1-3

▶心理検査の目的や結果はどのように伝えればよいですか？

　心理検査とは，心の状態や特性を把握するために行う検査手段です．知的レベル（知能）や性格，病態水準などを把握することを目的として多くの検査があります．ここでは，てんかんに併存することがある発達障害や知的障害の評価などのために実施される知能検査を例に述べます．知能検査とは主に物事の理解，知識，課題を解決する，などの認知能力を測るもので，ウェクスラー式知能検査（Wechsler Adult Intelligence Scale：WAIS, Wechsler Intelligence Scale for Children：WISC）とビネー式知能検査がよく使用されます[1]．どちらの検査もコツを覚えれば実施するのは専門家以外でも可能かもしれません．しかし，その結果を総合的に解釈し適切に当事者に伝えるのは簡単なことではありませんので，心理検査の実施や解釈は十分な訓練と経験を積んだ専門家が行うべきです．心理検査でわかることは心のほんの一側面を表したにすぎず，その人のすべてを評価するようなものではありません．その結果のみをもって臨床診断に至るわけでもありませんし，検査の数値があたかも患者の全人格を代弁するレッテルであるように説明することはもってのほかです．

　心理検査の結果は，患者の気持ちに想像以上に強い影響を及ぼしますので，心理検査を提案する際は「検査の目的」や，「検査結果が期待に

反することがある」などメリットとデメリットについて細かく丁寧に説明をする必要があります．また，結果をフィードバックする際には，時間をかけて丁寧に説明し，患者や家族の受け止め方を察しながら，治療者側の「言葉の表現」に繊細な注意が必要です[2,3]．その際，日常的に実際に困っていることと検査結果がどのように関係しているのかをわかりやすく説明することも重要です．

　特に，患者にとってうれしくない結果となった場合，伝え方いかんによっては自尊感情の低下につながる危惧もあります．さらに，検査結果を伝えたあとも，患者や家族が「結果」をどのように受けとめているのかを適宜確認しながら，検査で得らえた結果を念頭において，患者が生活しやすくなるような心理面での継続的な支援につなげていくことが大切です．

> **実際の説明例**
>
> 　（患者の実際の訴えを挙げながら）あなたが困っていることをもう少し整理するために，どんなことが苦手なのかを調べてみましょうか．
> 　「知能テスト」などといわれる検査ですが，このテストから出た結果でその人の能力や特性のすべてがわかるわけではありませんし，診断名が確定するわけでもありません．この検査の目的は，あなたが苦手な部分を細かく分析し，その改善のための具体的な対処法をみつけていくことです．

文献

1)　樋口隆弘：子どもの発達検査の取り方・活かし方．誠信書房，東京，2021
2)　藤田和弘ほか監：心理検査のフィードバック．図書文化社，東京，2022
3)　竹内健児編：心理検査を支援に繋ぐフィードバック．金剛出版，東京，2016

関連CQ ☞ CQ 1-4

（保阪　玲子，岩佐　博人）

レベル **1** 知っていると対応に役立つこと

Clinical Question 1-4

▶高次脳機能検査の目的や結果はどのように伝えればよいですか？

　高次脳機能とは脳の働きのなかでも言葉や道具を使うなど文字通り高度な能力のことを指します．てんかんも，さまざまな要因によって高次脳機能に影響を及ぼすことがあります．高次脳機能が障害されると，学校の成績が悪い，仕事がうまくいかない，家事がやりにくいなど，日常生活に支障が出る可能性があり，身近な課題につながります[1~3]．てんかんと関連することがある高次脳機能障害を大別すると，知的障害，記憶障害，失語症，注意障害，遂行機能障害，構成障害等があり[4]，それぞれに対応した検査が用意されています．これらの高次脳機能検査は，どのような脳機能が，どのように，どの程度支障をきたしているのかを客観的に分析するものです．てんかん臨床では，治療方針の参考や外科治療前後の脳機能の評価のために，経過を追って複数回実施される場合もあります．

　こうした検査を提案する際や結果を説明するときは，その検査の正しい目的が伝わるように留意することが大切なのはいうまでもありません．しかしそれ以上に，決してその人の能力の優劣をランクづけしたり，単に脳機能障害の証拠を突きつけるために行うものではないということが伝わるように説明することが大切です．特に，検査結果の説明を聞いた患者や家族が，「自分は能力が劣っている」というような誤った

理解をしてしまうと，自分自身をダメな人間だと思い込み，悲観的な自己像に陥ってしまったり，自尊感情の低下につながってしまいます．このような受けとめを避けるために，結果を伝える際には，「日常生活で困難が生じやすい事柄やその対策を考えていくヒントとして具体的な指標になる」といったようなニュアンスを伝えることがとても大切です．

> **実際の説明例**
>
> 　外科手術の前後に，高次脳機能をいろいろな検査で評価すると，手術によってどんな影響があったのか自分では気づかないようなことまで細かく把握できます．検査の結果を分析することで，回復を早めるためのリハビリにも大変役立ちます．

文献

1) 田川皓一：総論．脳血管障害と神経心理学，第2版(平山惠造ほか編)．医学書院，東京，p.4-5，2013
2) 平山和美編著：高次脳機能障害の理解と診察．中外医学社，東京，2017
3) 石合純夫：高次脳機能障害学，第3版．医歯薬出版，東京，2022
4) 廣實真弓：てんかんにみられるコミュニケーション障害．気になるコミュニケーション障害の診かた(廣實真弓編著)．医歯薬出版，東京，p.119-137，2015

関連CQ CQ 1-3，2-27～29

（益子紗緒里，岩佐　博人）

レベル 1 知っていると対応に役立つこと

Clinical Question
1-5

▶治療開始の際の説明では患者や家族にどのような配慮が必要ですか？

　最初の段階の説明では，わかりやすい病気のメカニズムの説明と関連づけながら，薬の選択理由，規則的な服用の大切さ，服用計画（どのくらいのペースで用量を決めていくかなど），発作が消失する可能性の見通しなども可能な範囲で具体的に伝えることをおすすめします．多くの場合は抗てんかん発作薬（antiseizure medication：ASM）の選択などはガイドラインレベルの基本事項に沿ってスタートすることが多いと思いますが，それらの概要はここでは省略します．

　治療者としては「薬は規則的に飲むのがあたりまえ」と思いがちですが，その重要性の認識には患者や家族とは少なからず差があるかもしれません．治療の際には一方的なものではなく患者・家族・治療者とのモチベーションの共有を図ることも重要です．また「毎日薬を飲む」ことは，そのつど，自分がてんかんであることを否応なく意識することでもあります．ふとしたときに「そんなこと忘れたい」という思いが浮かび，規則的服薬が呪縛のように感じられることもあるかもしれません．あるいは，治療者や家族からの「服薬への強い指導」で追い込まれることへのストレスから，実際の服薬状況を語るのに抵抗感を感じるようになるかもしれません．治療する側は「もし薬をやめたくなったら自分の判断でやめずに早めに教えてください」といったような声かけなどで，

診察場面が「薬を飲みたくない」気持ちについても配慮した場になるように留意することも大切でしょう.

　さまざまな治療手段の情報を提供するという点では，外科的治療についての情報提供も大切ですが，治療開始の際には大まかな方法や適応など概要を説明する程度にしておくのがよいかと思われます．なぜなら，患者や家族が病気の受容でいまだ揺れている時期に多くのインパクトの強い情報があると，「脳の手術を受ける必要があるかも」といったように過剰に病態を重くとらえてしまう可能性もあるからです．治療開始後の経過に応じて，患者自身が抱いている病気のイメージや治療へのモチベーションの変化を見計らいながら，治療方策の提案のバランスを考慮していくことが大切でしょう.

文献

- 岩佐博人編著：てんかん臨床に向きあうためのシナリオ．新興医学出版社，東京，2021
- 日本神経学会監，「てんかん診療ガイドライン」作成委員会編：てんかん診療ガイドライン 2018. 医学書院，東京，2018

関連CQ ☞ CQ 1-1, 1-11, 1-12, 1-19, 1-26

（岩佐　博人）

| レベル **1** | 知っていると対応に役立つこと |

Clinical
Question
1-6

▶てんかんの理解に患者と家族で差があるようなのですが？

　よくみられるのは，患者の治療アドヒアランスが不十分で，病気の理解が足りないと家族が心配しているパターンですが，逆に主治医から許可が出ていることについてまで家族や職場，学校が心配しすぎて患者の行動を制限しすぎてしまうパターンもみられます．それぞれが，それぞれの立場で理解に差があるのはよくあることかもしれません．

　前者のように「患者の病気の認識や理解が足りない」と思われる場合は，てんかんという診断を十分受容できているか，今一度考えてみたほうがよいかもしれません．なぜなら，てんかんに限らず，慢性疾患や重篤な疾患であると告げられた際，それを受け入れることは簡単ではないからです．受容は説得で可能になるわけではありませんし，あえていえば本当の意味では受容そのものが不可能かもしれません．受容に関する心理プロセスについて，患者が悲劇的な知らせに直面したときに体験する段階は，否認と孤立から始まり，怒り，取り引き，抑うつを経て最後に受容にいたるとする見解もあります[1]．これはてんかん以外の疾患の患者を対象に得られた知見ですから，てんかんとは異なるところもあるかもしれません．しかし，これらの心理的な過程は患者の心のバランスを守るために必要な共通のステップともいえるでしょう．患者本人の気持ちをきちんと聴ける体勢を作り，同時に医学的に必要なことは簡潔に

きちんと伝え，必要なら精神面の専門家によるフォロー体制を整備することは，患者の心理面での段階を把握するうえで有用です．そのうえで，患者本人の気持ちの意味を家族も理解していけるような工夫も大切です．

例えば，同伴の家族に席を外してもらい，患者のみの状況で話を聴く配慮をすることも必要になるでしょう．また，医療者が患者-家族間の単なる伝言役になってしまうと，患者自身と家族のそれぞれの考えの相違が曖昧なままになってしまう可能性があるので，双方の相違点を整理したうえで，患者が自身で自分の意見を家族に伝えられるよう援助をします．

また，「何かあったらどうしよう」と不安になって周囲が心配して行動を制限する，あるいは患者本人が消極的になりすぎることもあります．医療者側はその不安を否定せず，まずは受けとめてから，下記を共有していくことで不安が大きく減少します．

・現実的に考えられる発作の出現リスクとその程度
・発作に対する患者および周囲の対処法とリソースの検討

特に思春期・青年期であれば，かけがえのないこの時期に積極的に新しい体験をすることが，今後，自立した人生を送るために大きな意味をもっていることを，患者本人だけでなく，家族，周囲の人にも伝え共有していくことも，適度な受容を促す後押しになるでしょう[2,3]．

文献

1) Kübler-Ross, E. 原著，鈴木　晶訳：死ぬ瞬間．中央公論新社，東京，2020
2) 岩佐博人編著：てんかん臨床に向きあうためのシナリオ．新興医学出版社，東京，2021
3) Erikson, E.H. 原著，西平　直ほか訳：アイデンティティとライフサイクル．誠信書房，東京，2011

関連CQ ☞ CQ 1-1, 1-2, 3-6, 3-7

（原　広一郎，岩佐　博人）

| レベル **1** | 知っていると対応に役立つこと |

Clinical
Question
1-7

▶子どもの患者への対応ではどのような配慮が必要ですか？

　てんかんは小児の有病率が高いことは周知のとおりです．患児やその家族は，医療面，日常生活面で多くのストレスが生じることが予想されますが，てんかんを発症したこと自体について「自分のせいで親を悲しませている」「周りに迷惑がかかってしまう」「変な目で見られたらどうしよう」など患児自身が負い目を感じ，その結果，抑うつ気分や自責感といった二次的な心理反応に至るケースがままあります．特に子どもは家庭と学校という2つの主な場所で自我が形成される段階であるため，成人と比べてなおさら外界からの視線に敏感です．にもかかわらず，子どもの場合は，子ども自身の訴えが不十分な表現であったり，言語的なやりとりが未熟であったりします．また，本人のニーズが置き去りにされたまま家族の主張が前面に出すぎる場合も珍しくありません．子どもの心理的状態を評価するためには，成人以上に慎重な対応が必要になります．

　子ども自身が自分の抱える問題を表現するために用いる言葉は，例えば「わからない」「なんとなくいや」など，漠然としていることも多いため，つい，よりわかりやすい家族の訴えに判断が偏りすぎて，子ども自身が抱えている真の問題と乖離してしまう可能性もあります．そのため最初に子どもの訴えに耳を傾け，本人の言葉自体の意味や置かれた状

況について，治療者はよく考える必要があります[1,2]．

　また，子どもに何らかの精神面での変調がある場合でも，すぐに薬物療法を選択するのではなく，子ども自身の訴えと環境を踏まえて心理的，社会的側面からの支援や治療を優先すべきでしょう[3]．通り一遍の医学的な対処や画一的な心理教育的対応だけではその後の心理発達面へのサポートが不十分であり，むしろマイナスにもなりえます．保護者を含む家族全体に対する支援，学校や児童相談所など関係機関との連携や，より専門的な心理面の治療が必要になる場合は少なくありません．子どもの患者の場合はできるだけ早期から精神医学（児童精神医学），心理学の専門家との連携を考慮すべきです．

実際の説明例

　病院は困っていることを相談する場所です．今日はどんなことを相談しにきたのかな？　困っていることは，なんですか？
　（答えられないようなら）親御さんから何か聞いていますか？
　（同席している親に）では，どうして今日病院にきたのか，親御さんからお子さんに説明してあげてもらえますか．
　（受診理由を親子で共有したうえで）今はあなた（患児）のための時間だから，自分で困ったなと思っていることがあれば教えてください．もし，（医師と）2人きりの方がよければ遠慮なく言ってください．

文献

1) 齊藤万比古：不登校の児童・思春期精神医学．金剛出版，東京，2016
2) 日本精神神経学会小児精神医療委員会監，齊藤万比古ほか編：臨床医のための小児精神医療入門．医学書院，東京，2014
3) 日本てんかん学会編：てんかん専門医ガイドブック，改訂第2版．診断と治療社，東京，2020

関連CQ ☞ CQ 3-1，3-6，3-7，4-9

（岩佐　博人，早津龍之介）

| レベル **1** | 知っていると対応に役立つこと |

Clinical
Question
1-8

▶発作の記録をつけてもらう際に配慮すべきことはありますか？

　てんかん診断および治療では，多くの場合は家族や目撃者の情報から，発作のタイプ，頻度や出現パターンなどを推定し治療計画を立てることになります．このような情報を正確に得るため，発作の起こった時間や症状などをノートに詳しく記録することやスマホなどで動画を撮影することを提案したりすると思います．もちろん，診断や治療にいて重要で正しい目的のためですし，こうした記録をしていくことで患者自身も日常生活上の注意点に気づいたり，自身の課題として治療への意欲を高めていったりする原動力にもなる場合があります．

　しかし一方で，発作を見られたくない，あるいは，発作があったことを家族に知られると心配をかけるので見られたくない，と思う患者がいることも忘れてはなりません．そもそも，発作は患者にとってできれば向き合いたくない現実でもあります．家族（傍にいた人）としても，動画を撮るより患者を気づかいたい気持ちや，介助したい気持ちの方が強いかもしれません．発作の状況を記録することは，こうした複雑な相反する思いを抱きながらの行為であることを忘れてはいけません．

　考えてみれば，薬の量を何 mg 増やしたら発作がどのくらい減るのかについての具体的目安はないのですから，病状の経過や治療計画のステップに応じた柔軟な視点に応じた「発作の記録」の提案をおすすめします．例

えば，服薬開始後のしばらくの間，抗てんかん発作薬（antiseizure medication：ASM）の効果を正確に把握するため，あるいは新たに薬剤の併用を開始する際などはある程度の正確な発作記録が必要でしょう．しかし発作を記録することが必要以上に患者やその家族の生活の中心になってしまってしまわないような配慮も大切だといえるでしょう．

　発作の状況に見当がついて，薬の調整も一段落し，症状が安定してきたら，少しは発作の記録はお休み，あるいは大まかな把握のみにして，発作のことを考えない日常時間を過ごしてもらうような提言も大切ではないでしょうか．

　「発作記録」があたかもてんかんを抱えて生きるうえでの最も大事な作業になってしまうようなニュアンスでの画一的な提案はもってのほかだと思います　患者や家族にとって発作記録がどういった位置付けになっているか，改めて考えてみてもよいのではないでしょうか．

実際の説明例

　いつどんな発作があったかをメモしておくと，あとで治療効果の評価や発作のタイプの診断に役立ちます．表現は普通のもので大丈夫です．もし可能なら動画で発作の様子を撮影しておくとさらに参考になります．

　つい記録するのを忘れたり，うまく撮影できなかったりしても全然かまいません．あまり記録することばかり気にしていては，年中，発作の心配ばかりすることになってしまいますからね．入院してビデオ脳波検査をすれば，くわしい発作の様子がわかることも多いですから，必要があればそのうち相談しましょう．

文献

・　岩佐博人編著：てんかん臨床に向きあうためのシナリオ．新興医学出版社，東京，2021

関連CQ　☞　CQ 1-9

（岩佐　博人）

| レベル **1** | 知っていると対応に役立つこと |

Clinical Question **1-9**

▶発作があったことを患者が話したがらないようなのですが？

　てんかん臨床現場では，あたりまえのように発作について話題の中心に据えることが多いでしょう．治療者は発作をいかに消失できるかに最大限の努力をはらうわけですから当然ですし，患者も「病気を治したい」という治療者以上の思いがあるでしょうから，共通の話題でもあるわけです．しかし，患者にとって発作症状やてんかんを抱えていることは，治療者が想像する以上に気持ちのうえでも負担になっていることを忘れてはなりません．また，発作が起こるたびに恥じらいや，敗北感を抱き，できれば忘れていたい体験かもしれません．そうした相反する思いを抱く発作体験は，できることなら人に見られたくない，あるいは他人（家族も含む）から話題にしてほしくないという思いを抱き，自己嫌悪的な感情につながることもあります．発作が感情面に及ぼす影響の意味合いや強さが患者それぞれによって異なる場合があることに留意が必要です．

　実際の事例として，「発作が起こるたびに家族が非常に心配するのが苦痛で，発作を見られないように自室にこもりがちになる」「少し疲れた表情をしていただけでも家族から発作があったのではないかと顔を覗き込むように心配されてうっとおしく，怒りさえ感じてしまう」といったことを述べていた患者もいます．さらには治療が始まってから何年経

30

過しても発作が消失しない患者が「こんな頭なんかうんざりだ，取ってしまいたい，いっそ死んでしまいたい」と吐露したこともあります．

　患者自身にとっては発作の回数は単なる数字ではなく，さまざまな気持ちが絡んだ体験です．発作の回数や症状はとても重要な情報ではありますが，あたかも臨床検査データのような「数値」と同格の扱いに終始してしまっては，患者の複雑な気持ちを見落とし，治療継続にネガティブで投げやりな思いを抱かせてしまうかもしれません．具体的な言葉として浮上してもしなくても，発作についての本人の「気持ち」を聴く時間を設け，それをいったんは受けとめたうえで，発作をめぐるやりとりのスタンスを相談しなおしてもよいかもしれません．また，抑うつ感情が強い場合に，精神科や心理士との連携についても考慮するとよいでしょう．

文献

・ 岩佐博人編著：てんかん臨床に向きあうためのシナリオ．新興医学出版社，東京，2021

関連CQ ☞ CQ 1-8

（岩佐　博人）

| レベル **1** | 知っていると対応に役立つこと |

Clinical Question

1-10 ▶小児科から成人科への移行をすすめたいとき留意することはありますか？

　「トランジション」（または「キャリーオーバー」）と称される局面は，主として小児科領域から成人科への転科の際に耳にしますが，背景には，予後良好なてんかん症候群で小児科対応の年限とされている 15 歳までに治癒する場合は別として，その年齢を超えて治療が長期にわたる場合が少なくないという現実があります[1]．経過が長期にわたれば，その間に患者と治療者で共有すべき情報量も増えますし，さまざまなライフステージに応じた多様な課題が浮上します．理想的には同一の治療者が生涯にわたって診ていくのがよいのかもしれませんが，小児科の基本的な対応年齢や，何らかの理由で他の医療機関に転院を促す場合など，「トランジション」せざるをえない場合があるのが現実でしょう．しかしその際のデメリットとして，せっかく築かれた患者・医師関係が途中で途切れる，経過が長くなればなるほど細かな服薬歴や抗てんかん発作薬（antiseizure medication：ASM）のリアルな治療反応性がわかりにくくなる，以前の脳波や画像データなどの詳細が掴みにくくなり診断の再検討が必要な場合に支障がある，などいくつか懸念される要素については十分な配慮が必要です．

　また，心理的な側面への対応について置き去りになりがちであることに注意が必要です．患者はある日を境に突然大人になるわけではありま

せん．心理発達的側面からいえば，ちょうど小児科での対応年齢は心理的発達段階の最も大切で微妙な時期でもあります．年齢にもよりますが，患者と親（家族），友人関係など対人関係面でさまざまな課題に向き合い，てんかんという「トラウマ」への向きあい方に関連して自我の発達にも影響がおよぶ大事な時期でもあります[1,2]．子供の心理的な課題は成人したからといって解決するわけではありません．そうした観点からも，小児科での診療期間中の早めの時期から，患者と家族への心理面での対応を児童精神科などと検討したり，トランジション予定先の成人科スタッフとの情報共有を図っていくことが望まれます．

この際，小児科，児童精神科，トランジション先の成人科における患者の状態像についての連続した共通理解が重要ですが，それに見合う態勢は現状では十分とはいえません．今後の重要な検討課題です．

文献

1) Erikson, E.H. 原著，西平　直ほか訳：アイデンティティとライフサイクル．誠信書房，東京　2011
2) Nabbout, R., et al.：The evaluation and costs of transition programs for youth with epilepsy. Epilepsy Behav, 93：133-137, 2019

関連CQ ☞ CQ 1-6, 1-7, 4-9

（岩佐　博人）

レベル 1 知っていると対応に役立つこと

Clinical Question 1-11

▶薬を減らしたい，やめたい，と相談されたのですが？

　治療を受ける側である患者としては，症状があるから服薬するのですから，該当する症状がなければ服薬をやめたくなるのは当然かもしれません．しかし，てんかんが治るのか，という問いはてんかん症候群類型の差異などにより，ケースバイケースであることなど複雑な要因を加味して考えなくてはなりません[1~3]．小児期に予後良好なてんかん症候群と判断され，薬を中止したところ数年後に発作が再発したケースも珍しくありません[4]．もし，「薬をやめてみたい」といったような相談があったら，まずはいったん申し入れを受けとめ，理由をよく聴くようにしましょう．

　具体的な方針を打ち出す前に，発作が消失してからの期間やその間の実際の服薬状況などを改めて問うてみることをおすすめします．なかには，数年間発作が止まっていたからと，自分の判断で1年以上すでにほとんど服薬をしていない方もいます．それがわかった際も指示に従っていなかったことを一方的に責めたりしないで，事情を丁寧に聴いてみることが大切です．薬を自己判断でやめたり，不規則な服薬になったりしている場合，楽観的に「治った」と思って次第に治療意欲が薄れていく場合もあります．また，気持ちのうえで自分を規制してきた「てんかん」という病気からの解放感も同時に感じている可能性もあります．本

人としては当然の動機ともいえますので，治療の拒否（拒薬）とは別次元の状態として考えるべきです．頭ごなしに叱責せずに，できるだけ詳しい実際の服薬状況と患者の思いを聞き取ることをおすすめします．

　断定的な指標はありませんが，すでに2～3年間服薬していなくても発作が出現していないような場合は，あえて服薬を再開しないで中止したまま様子をみるという選択もありえるでしょう．ただし，発作再発など服薬中止による多面的なリスクを再度伝えたうえで，万が一気になる症状があった場合は遠慮なく相談すること，念のため必要に応じて脳波検査を定期的（目安として1年に1回程度）を受けること，などを約束するとよいと思います．いずれにしろ，てんかんの予後は「過ぎてみないとわからない」という歯痒い現実がつきまといます[5]．

文献

1) 日本てんかん学会ガイドライン作成委員会：成人てんかんの薬物治療終結のガイドライン．てんかん研究，27(3)；417-422, 2010
2) 岩佐博人ほか：抗てんかん薬の減量・中止は可能か？精神科，35(6)；611-617, 2019
3) 「てんかん診療ガイドライン」作成委員会編：てんかん診療ガイドライン2018. 医学書院，東京，2018
4) 日本てんかん学会ガイドライン作成委員会：小児てんかんの薬物治療終結のガイドライン．てんかん研究，28(1)；40-47, 2010
5) Fishert, P.S., et al.：A practical clinical definition of epilepsy. Epilepsia, 55(4)；475-482, 2014〔日本てんかん学会ガイドライン作成委員会訳：てんかんの実用的臨床定義　てんかん研究，32(3)；579-588, 2015〕

関連CQ 🖝 CQ 1-12, 1-26, 3-5

（岩佐　博人）

レベル 1 知っていると対応に役立つこと

Clinical Question 1-12

▶薬を変えたい，と相談されたのですが？

　このような相談があったときは，「薬を飲んでも発作がなくならない（効果がない）」「副作用がつらい（眠気，ふらつきなど）」などの理由が多いと思いますが，なんとなく「飲む気がなくなって」すでに自分で薬をやめてしまっていたり，服薬が不規則になったりしている場合もあります．まずは，いったん患者本人の話を聴いて，薬を変えたい理由や実際の服用の状況をつかむ必要があります．そのうえで，副作用が強かったり，ある程度の期間に発作抑制の効果がみられなかったりなど妥当な理由がある場合は薬の変更を考えるべきでしょう．効果があるかないかの判断は明確な基準があるわけではありませんが，ILAE の薬剤抵抗性の判断の提言を参考にするなら，ある薬剤を服用してから 1 年の間に発作が消失しない場合，または発作と発作の間隔が当該薬剤服用前の 3 倍以上になるかどうか，いずれか長い方の期間で判断することが 1 つの目安になるかと思います[1]．

　一方，治療効果判断のための十分な期間を経ていないにもかかわらず，発作が消えることを望むあまり気持ちがせいてしまっている場合もありますし，あるいは治療意欲そのものが高くなく薬の服用そのものに抵抗感がある，など，「薬剤変更」について画策する以前の，心理教育的な対応が先決と思われる場合もあります．この場合は患者の気持ちを

傾聴しながら，治療へのモチベーションや疾患の理解を少しずつ促していくことが先決でしょう．

治療効果を判断するには発作回数が減ることが最もわかりやすい指標ですが，発作の持続時間の短縮，発作型による効果の差（全身けいれん発作は減少したが，転倒を伴う発作やぼーっとする発作は減らないなど）など，他覚的および自覚的な評価の両面で判断する必要があります．また，薬を変える場合はいきなり服用中の薬を中断して，他の薬に入れ替えることはおすすめできません[2,3]．効果のない服用中の薬を漸減しつつ，別の薬を併用することになるので一時的には多剤併用になることも十分理解してもらう必要があります．

治療者側だけが「効果あり」と判断しても，患者の実感が伴っていないと満足感が乏しい場合がありますので，「薬を変えるべきかどうか」は，多面的に十分に配慮して患者と治療者間双方で共通する「治療効果」の評価に基づいた判断が大切です．

文献

1) Kwan, P., et al.：Definition of drug resitant epilepsy：consensus proposal by the ad hoc Task Force of the ILAE Commision on Therapeutic Strategies., Epilepsia, 51 (6)：1069-1077, 2010
2) 岩佐博人：てんかん薬物療法の概要と課題．てんかんの薬物療法，改訂版（兼子直編著）．新興医学出版社，東京，p.53-73, 2021
3) 岩佐博人ほか：抗てんかん薬の減量・中止は可能か？ 精神科，35(6)：611-617, 2019

関連CQ ☞ CQ 1-11, 1-25, 1-26, 3-5

（岩佐　博人）

| レベル **1** | 知っていると対応に役立つこと |

Clinical Question

1-13

▶わが子がてんかんであることで, 親が自分を責めているのですが？

　自分の子どもがてんかんであることに自責のような気持ちを抱いている親（家族）は少なくないかもしれません．そのことを口に出して表出する場合もなかにはありますが，あえて言動に表さないことのほうが多い可能性もあります．どちらにしろ，「（子どもが）病気になったのはわたしのせいだ」「（患者の）発作や症状を考えるととてもつらい，心配でしようがない」など，「罪責感」とでもいうべき感情とともに，抑うつや不安が強い状態を伴っている可能性もあります．しかし，こうした感情は必ずしも「病的」なものとは限りません．

　冷静に考えれば自分（親）のせいでもないし，自分を責めても始まらないとわかっていながらも，てんかんであるわが子へどのような対応をしていけば「許される」のかといった気持ちでいる親も少なくないでしょう．このような思いを含む言葉を聴くことは，治療者にとってもつらいことかもしれません．だからといって「自分を責める必要はない」「そんなことで自分を責めるのは間違っている」「科学的な根拠がないことで自分を責めるのは無駄！」など，家族が抱く想いを否定したり，機械的な解説に終始するような「説得」は避けるべきです．まずは，家族が抱いている自責の思いを尊重し，このような言動が家族から発せられた際には，どんな理由でどのように自分を責めているかを傾聴し，治療

者側も共有し受けとめておくことが基本です．その際，すべての思いを一度に訊き出すのではなく，当事者と治療者双方が無理なく受容できる量とスピードで少しずつ時間をかけることが大切です．吐き出された気持ちに対して特別な答えが用意されていなくても，気持ちを吐き出せるだけでも多少なりとも気持ちの安定につながります．

　家族の自責惑は，自分を責める必要はないと思っていながらも，相反する感情の接地点が定まらないでいることが多いということを念頭においておく必要があります．また，親の感情の特性やストレス耐性の差異によってもその内容や程度はさまざまですが，親の感情の状態は患者である子供の心理発達面に少なからず影響します．

　親の感情面については1人の治療者のみが対応するのではなく，精神医学や心理の専門家との共有の場をもつことをおすすめします．また，必要に応じて親自身（家族）へのカウンセリングなどの対応を検討してもいいかもしれません．

文献

- Bressi, C. et al.：Epilepsy and family expressed emotion：results of a prospective study Seizure, 16(5)；417-423, 2007
- Lechtenberg, R., 緒方　明監訳：てんかんと家族. 金剛出版，東京，1990
- Singh, G., et al.：An epilepsy curriculum for primary health care providers：a report from the Education Council of the International League Against Epilepsy. Epileptic Disord, 24(6)；983-993, 2022

関連CQ ☞ CQ 1-7，3-7，4-9

（岩佐　博人）

| レベル | **1** | 知っていると対応に役立つこと |

Clinical
Question

1-14

▶**患者が怒りっぽく
なった，と家族から
相談されたのですが？**

　不機嫌は誰にでも生じる状態ですが，その原因は，周囲にも自分にもわかりづらいことがあります．病気に関連した，あるいはその他の困りごとがないか，患者本人の話しやすい形で尋ねてみます．

　はっきりとした心因がない場合，①発作，②薬，③精神症状の面から確認します．

　不機嫌が発作の症状ということはほとんどありませんが，発作の前後でイライラが増えたりすることがあるので，発作との時間関係があるか確かめましょう．

　次に抗てんかん発作薬（antiseizure medication：ASM）の影響がないかチェックします．フェニトインやフェノバルビタールは高濃度でイライラが出現しやすくなります．ASM の多剤併用や難治てんかん，知的発達症の併存や辺縁系の異常もリスクとなります．追加や増量の後でイライラが生じることもあります．レベチラセタム，ラモトリギン，トピラマート，ゾニサミド，ペランパネルをはじめ，どの ASM でも出現しうると考えてよいでしょう[1,2]．気分安定作用のあるカルバマゼピン，バルプロ酸などの減量後にみられることもあります．

　精神症状としては，てんかんに併存しやすいうつ状態において，不機嫌などのさまざまな感情変化が突然生じることがあります．典型的には

意識清明で，敏感でイライラしやすい，気分の落ち込みあるいは多幸感，無気力，不眠，不安，恐怖といった症状が突然始まり，数時間から数日で突然終わります．数日から数ヵ月おきに再発しやすく，発作とは無関係のことが多いとされます．クレペリンが周期性不機嫌と記載するなど古くから知られ，最近では発作間欠期不快気分症と呼ぶことがあります[3]．処方の整理が優先ですが，抗うつ薬よりも気分安定作用のあるASMや，少量の抗精神病薬の方が効果的なようです[4]．

　主に側頭葉てんかんの慢性期にイライラしやすさ，宗教などへの傾倒，過剰な書字，性的活動低下などが性格変化としてみられるケースがあり，1950～70年代にかけてGeschwind症候群という概念が提唱されました．側頭葉てんかん特有の症候群であることは証明されていませんが，その症状の一部は慢性てんかん患者にときにみられる性格変化として理解されています[5]．

　不機嫌でかつ気分が変わりやすく，夜も眠らず過活動状態が続くときは双極症の可能性もありますから，精神科への相談を検討しましょう．

文献

1) 松浦雅人：てんかんと攻撃性．臨床精神医学，46(9)；1149-1157, 2017
2) Yogarajah M.：The Role of Antiepileptic Drugs. Neuropsychiatric Symptoms of Epilepsy（Mula, M. ed, Neuropsychiatric Symptoms of Neurological Disease）. Springer, New York, p.333-360, 2016
3) 吉野相英ほか：不機嫌症の現在．精神医学，60(4)；367-374, 2018
4) 兼本浩祐ほか：てんかんに伴う精神症状・行動障害の治療．BRAIN and NERVE，63(4)；371-377, 2011
5) 原　広一郎：Geschwind症候群（感覚・辺縁結合過多症候群）．精神科治療学，37(6)；661-665, 2022

関連CQ ☞ CQ 2-16

（原　広一郎）

| レベル | **1** | 知っていると対応に役立つこと |

Clinical
Question
1-15

▶過呼吸発作か
てんかん発作なのか,
わかりにくい症状
なのですが?

　過呼吸発作は,発作性恐怖(ictal fear)の症状の一部としてみられることがあります.これは突然場にそぐわない対象のない恐怖感を感じる発作で,その程度は軽微な不安感からおののくほどの強い恐怖感までさまざまです[1].辺縁系を焦点とする側頭葉てんかんや前頭葉てんかんの焦点意識保持発作に分類され,前兆としては心窩部不快感,既知感に次いで頻度が高いとされます[1].一般的な胸腹部の不快感とともに情動性の前兆として出現することもあれば,瞳孔散大,頻脈とともに過呼吸が出現し,助けを求めて叫んだり,落ち着かない状態になることもあります[2].パニック症のパニック発作と比較すると,てんかん性不安発作は発作時間が数秒から数分とかなり短く,発作再発を強く恐れる症状(予期不安)や,特定の場所や乗り物を避ける症状(広場恐怖)が少ないと報告されています[1].パニック発作では突発的な動悸,胸痛,窒息感,めまいなどが出現し,息がしづらく苦しくなってこのままでは死んでしまう,あるいは苦しくて自制が効かなくなってしまうように感じる恐怖が典型的ですが,発作性恐怖では「後ろに人の気配がして何度も振り返る」「何か今にも大変なことが起こりそうな気分がする」といった,幻覚や妄想に近い体験がみられることがあります[2].鑑別が難しいことも多いため,迷うときはてんかんセンターなどでビデオ脳波同時記録を行

うのがよいでしょう.

　一般的には，過呼吸に対しても基本的な身体診察をはじめ，器質因の鑑別をおろそかにしないことが大切です．患者の強い不安を医療者が否定せず受容したうえで，その強い不安による反応で生じる交感神経系の賦活症状（動悸，発汗，筋緊張亢進，消化管運動の抑制，過呼吸，呼吸性アルカローシスによるテタニーなど）を説明し，身体症状についてノーマライズするとよいでしょう．また，不安への感受性が高まっている可能性があるため，リラクセーション法などを通じてセルフコントロールを取り戻しやすくする指導などが効果的です．

文献

1) So, N.K.：Epileptic Auras. Wyllie's Treatment of Epilepsy, 7th ed (Wyllie, E. ed). Wolters Kluwers Health, Philadelphia, p.160-170, 2020.
2) 加藤悦史ほか：パニック障害とてんかん性不安発作"ictal fear"の臨床的相違．精神医学，55(2)；121-127, 2013

関連CQ ☞ CQ 1-28

（原　広一郎）

レベル 1 知っていると対応に役立つこと

Clinical Question 1-16

▶カウンセリングを受けたい，と相談されたのですが？

　一般的に「カウンセリング」と「心理療法」という用語は同義として使われますが，厳密にはカウンセリングでは患者の気持ちや困っていることについて無条件に受容しながら傾聴し，患者自身が主体的に問題解決できるよう援助することを目指します．これに対して，心理療法は，より専門的な治療の色合いが濃くなります．患者が「カウンセリングを受けたい」といった場合，そのニーズがどこにあるのかを確認することと，さらに病態水準を把握することが先決です．生活支援など具体的な相談の場合にはソーシャルワーカー〔社会福祉士（SW），精神保健福祉士（mental health social worker；MHSW，旧称 psychiatric social worker：PSW）〕などとの相談のほうが適切な場合がありますし，精神病などで症状の不安定さが強い場合は，心理療法によって症状を悪化させてしまうことがあるため，実施は見送るべきです．適応の判断が難しい場合は，まずは専門家（臨床心理士，精神科専門医など）に相談することが望ましいでしょう．

　心理療法を望む場合，「ただ話を聴いてもらいたい」というニーズを抱えた方もいるでしょう．この場合はカウンセリングと呼ぶべき設定になりますが，安心できる空間で専門家に自分の悩みや不安を吐露するだけでも気持ちが楽になることはあります．しかし，専門家は話をただ

44　　　88002-935 **JCOPY**

「聞いて」いるのではなく，共感的に，そして，その背後にある気持ちを考えながら「聴いて」いくのです．これが普通の会話とは大きく異なる点です．治療者は必要に応じて助言をし，「患者自身」で問題を解決できるようにサポートをしていきます．

一方，気持ちを吐露するだけでなく，積極的に自分自身について考えたい，自分の症状の意味について考えたい，などという場合は，より明確な枠組みを考慮した治療的意味合いの強い心理療法の導入を検討します．現在，心理療法には多くの考え方に基づく方法があります．患者の特性や主訴，患者をとりまく環境などすべてを総合的に考えたうえで，どのような心理療法が適しているのかをさらに検討することになります．

精神科以外の主治医に対して患者から「カウンセリングを受けたい」との希望があった場合は，本CQで述べたような内容を念頭に置きつつ相談したい内容をある程度は聴いてみたうえで，安直な解釈や提言は避けるのがよいでしょう．かつ，専門家のカウンセリングでは必ずしもすべての「悩み」が解決するわけではないこと，なかにはカウンセリングが望ましくない場合もあることを，患者に伝える必要があります．そのうえで，まずは「本当にカウンセリングが必要かどうか」を判断するためにも精神科専門医につなぐのがよいでしょう．

文献
- 末武康弘：心理学的支援法．誠信書房，東京，2018
- 中尾智博：精神療法の理論と実践．金剛出版，東京，2022
- 東畑開人：野の医者は笑う．誠信書房，東京，2015

関連CQ ☞ CQ 1-24，2-1，2-2，2-10，4-1 ～ 4-11

（保阪　玲子，岩佐　博人）

レベル **1** 知っていると対応に役立つこと

Clinical Question 1-17

▶てんかんになってから将来に夢がなくなった，といわれたのですが？

　表出の仕方や表現の差はあるにしても，患者の多くは将来を悲観する気持ちを少なからず抱いているかもしれません．「夢」という言葉には多くの意味が含まれますが，てんかんになったことで「夢」をすべて失うということなのか，それとも具体的な何かの目標をあきらめるということなのか．「夢」といっても，その人の年齢，立場，発作の抑制の状態によっても，それがどの程度具体的な意味を帯びているのか異なります．たしかに実際に何らかの「夢」を諦めざるをえないのが現実かもしれません．明確な言葉として発せられなくても，患者とのさまざまなやりとりのなかにそのような思いが紛れ込んでいるかもしれません．

　このような相談は，患者自身も相談したからといって解決できるわけではないこと重々承知のうえで発している場合が多いでしょう．治療者も，他者の人生にかかわるような特別な力をもっているわけではありません．まずは，少しずつでも，具体的な「悩み」なのか，それとも全体的な漠然とした「悲観」なのかを会話のなかからつかんでいくようにするのがよいでしょう．

　また，発作消失にいたらない患者さんから「希望がもてなくなった」といったような言動がある場合は，そこに治療者への非難や怒りの感情も入り混じるかもしれないので，聞く側も非常につらく感じるかもしれ

ません．しかし，治療者側は，その「つらさ」から逃れたいがために，楽観的なデータに基づくエビデンスを並べて悲観的な思いを転換させようとしたり，あるいは，軽々しい励ましの言葉を患者に投げ返してはいけません．基本的には「悩みを抱える人」に敬意をもって，文字通り「聴くに徹する（傾聴）」ことが重要です．

　もちろん，適度に「悩み」を忘れるような時間を作ることを促したりすることは大切ですし，「夢」の実現のために解決が可能と思われる課題については具体的な対応を考える必要があります．また，ネガティブな思考の悪循環がその人の本来の力を阻害し，うつ的な状態につながることもありますので，適宜，専門家（精神科医，心理士）への相談を提案してもよいかもしれません．

文献
・　岩佐博人編著：てんかん臨床に向きあうためのシナリオ．新興医学出版社，東京，2021

関連CQ ☞ CQ 1-27, 3-1, 3-2

（岩佐　博人）

| レベル **1** | 知っていると対応に役立つこと |

Clinical Question
1-18

▶発作が 完全に消失していても 精神面のケアが 必要ですか？

　「発作消失」という状況は，①抗てんかん発作薬継続中＋発作消失，②薬を中止後も長期間（例えば5年以上）発作消失，③外科治療によって発作消失したが薬は服用継続，④外科治療によって発作消失し，薬も服用中止，といったパターンが考えられます．いずれの場合も以下のような理由から心理面でのケアに継続的に留意することが必要です．

　患者は，長い間さまざまな規制や不安を抱えて過ごしてきています[1]．そうした年月の後に，発作が消失し服薬も必要なくなれば，これまでてんかんであるがゆえに制限されていたさまざまな事項や注意点などから解放されることになり，感情面でも喜びや安心感を味わうかもしれません．一方，病のために長期にわたって不全感を味わってきた過去（失われた時間）への怒りや抑うつ，悔恨の念，「健康」な日常でありながらも発作消失後の再発の不安も抱えた複雑な心情を抱く可能性があります[1]．さらに，「てんかんとともに生きてきた自分」から，「てんかんのない健常な自分」への移行のなかで「正常性（健常）の重荷（burden of normality）」に直面し，健常である自分が「どうやって生きていったらいいのか」というアイデンティティの混乱を生じる場合もあります[2,3]．このことは特に②，④の場合に考慮が必要になることが多いかもしれません．

48

一定期間以上，発作が消失していても，その状況を「治癒」と呼びにくいため，「消失（disolve）」という表現を用いることが提唱されていますが[4]，この表現は現象としての発作が存在しない，ゆえにてんかんも存在しない，という現実的な意味での表現でしょう．しかし必ずしもてんかんの病態基盤が消失していることとは同義ではないので，患者にどのように説明すべきかは悩ましいところです．とりあえずは実践的な観点から，2〜5年以上発作が出現しない場合，以下のような説明が妥当ではないかと思います．

実際の説明例

今後再発が絶対ないとはいえませんが，今は実際にてんかんは消失しているので，とてもよい状態といえます．

文献

1) Hosseini, N., et al.：Patients' perception of epilepsy and threat to self-identity：a qualitative approach. Epilepsy Behav, 29(1)；228–233, 2013
2) Wilson, S.J., et al.：The burden of normality：a framework for rehabilitation after epilepsy surgery. Epilepsia, 48(Suppl 9)；13–16, 2007
3) Wilson, S., et al.：The "burden of normality"：concepts of adjustment after surgery for seizures. J Neurol Neurosurg Psychiatry, 70(5)；649–656, 2001
4) Fishert, R.S., et al.：A practical clinical definition of epilepsy. Epilepsia, 55(4)；475-482, 2014〔日本てんかん学会ガイドライン作成委員会訳：てんかんの実用的臨床定義. てんかん研究, 32(3)；579-588, 2015〕

（岩佐　博人）

レベル 1 知っていると対応に役立つこと

Clinical Question 1-19

▶外科治療を予定している患者への対応で留意することは何ですか？

　いかなる時点で外科治療〔迷走神経刺激療法（vagus nerve stimulation：VNS）など含む〕の提案をするかは個々のケースの事情に応じて差があると思われますが，多くの場合，適切な薬物療法を行ってきても完全な発作の消失にいたらない，あるいは，いたる可能性が低いと判断された場合と思われます．いずれにしろ，患者や家族の思いとしては，がんばって手術を受ければ発作がなくなる，といった藁にもすがる気持ちで強い期待を抱いていることが予想され，そうした当事者の想いを念頭に置かなくてはなりません．1回の説明だけでは「最後通告」のような切迫感が強くなるので，「いついつまでにどうするか決めるように」と迫るのではなく，いったんその話題から離れる期間を経てから再度相談の機会を設けるとよいでしょう．「何か気になることがあったら…次の機会にでもおっしゃってください」などのように少し間をおいた時点を提案し，オープンでゆとりを感じられるような計画をおすすめします．

　実際の外科治療への同意（informed consent：IC を含む）を得る際は「共同意思決定（shared decision making：SDM）」のプロセスが基本であることはいうまでもありませんが，「共同」が理想とはいえ，てんかん外科に絡む内容は非常に高度で専門性の高い事項が多いので，そ

のすべての側面を当事者が本当に理解して共有することは至難でしょう．ポイントは「（期待通りの効果が得られない可能性も含めて）十分で詳細な説明」を行い，かつ「主治医としての意見はわかりやすく」することだと思います．また，外科治療のために転医紹介されてから間もない場合は，患者および家族との信頼関係を築けるように，ある程度の期間の診療を経たのちに具体的な相談に入っていくのが好ましいと思えます．

　また，てんかんではさまざまな精神医学的な併存症がみられる場合があります．これらの要因が外科適応上のリスクになるかどうかは別として，可能な限り術前から精神科との併診によって評価しておくことが望ましいのはいうまでもありません．外科治療による術後の精神医学的な変化の出現の様態を完全に予測することは困難です．しかし，精神医学的な専門家との術前からの併診によって，患者のパーソナリティの全体像や心理面での特徴などを把握しておくことは，術後の支援を展開するうえでも大きな意味があるでしょう．

文献

- 日本てんかん学会編：てんかん専門医ガイドブック，改訂第2版．診断と治療社，東京，2020
- samanta, D., et al.：Parental experience and decision-making for epilepsy surgery：a systematic review of qualitative and quantitative studies. Epilepsy Behav, 123；108263, 2021
- Samanta, D., et al.：Physicians' perspectives on presurgical discussion and shared decision-making in pediatric epilepsy surgery. J Child Neurol, 37(5)；416-425, 2022

関連CQ　CQ 1-20 ～ 1-23

（岩佐　博人，青柳　京子）

レベル 1 知っていると対応に役立つこと

Clinical Question 1-20

▶外科手術をしても発作が完全に消失しない場合があることを伝えたいのですが？

てんかん外科治療に限らず当事者の意思決定は「共同意思決定（shared decision making：SDM）」のプロセスが基本であることは1つ前のCQ1-19でも触れましたが，望みと相反する可能性を真の意味で了解してもらうための妙案はないかもしれません．以下に，患者の期待と，現実的な展望に乖離がある前提での対応を考えてみましょう．

まず，てんかん外科の説明は詳細について一気に説明するのではなく，ごく基本的な内容を伝え，むしろ患者の不安感や疑問を十分に聴くことに重きを置くことが大切でしょう．特に「完全に発作がなくならないことがある」「再発もありえる」「薬をやめられないこともある」など，「発作の完全消失，再発もなし」という患者が望む理想に反する場合がある可能性を，ある程度の期間，何度も診療の際の話題に挙げることが大事かと思います．この際，治療者が「手術でX％の割合で発作が消失します」などの文献上のエビデンスに基づく説明やガイドラインレベルの細かな「正確なデータ」を伝えるのも大事ですが，結局，患者としては「自分の発作は手術すれば完全に消失する」可能性が高いという期待へ傾いていることに変わりはない可能性があることを念頭に置いておく必要があります．

理想的で完璧な説明の定番はありませんが，何度も繰り返し外科治療

の説明を表現や強さを変えながら，時間を置いて伝えるようにします．しかし，外科治療の適応判断や治療効果に曖昧な印象を与えすぎることも好ましくありませんので，ある程度の具体的なエビデンスは伝えることが望ましいです．さらに，術式や緩和的治療〔迷走神経刺激療法（vagus nerve stimulation：VNS）や脳深部刺激療法（deep brain stimulation：DBS）〕などによっても発作抑制効果が異なるので，それぞれの方法に応じた伝え方を工夫する必要があります．

　非現実的だという批判を承知であえていうなら，手術を決断する時期を厳密には設定せず，治療者は基本的には「待つ」姿勢を維持することが必要かもしれません．どのくらいの期間待てばよいかはケースバイケースですが，例えば1年程度または本人の実生活上の何らかの区切りになる時期などが目安かもしれません．治療者が「待つ」間に何らかの気持ちの動きや状態の変化があるかもしれません．結果として，外科治療に傾いていた気持ちが逆になるかもしれません．それはそれで構わない（仕方ない）のではないでしょうか．

　ここで述べたことは著者個人の見解であり特別な根拠に基づくものではありませんし，ベストな案ではないかもしれません．提案の肝は「決心」したくてもできない可能性がある課題だということを念頭に置くこと，そして，何がその人の「望み」にもっとも近いのかを患者の感情の揺れを含めて重視する，ということです．

文献

- 兼本浩祐ほか編著：臨床てんかん学．医学書院，東京，2015
- Dewar, S.R.：Surgical decision-making for temporal lobe epilepsy：patient experiences of the informed consent process. Front Neurol, 12：780306, 2021
- Corell, A., et al.：Shared decision-making in neurosurgery：a scoping review. Acta Neurochir（Wien）, 163(9)：2371-2382, 2021

関連CQ　CQ 1-19, 1-21〜1-23

（岩佐　博人，青柳　京子）

レベル 1 知っていると対応に役立つこと

Clinical Question 1-21

▶外科治療を承諾した患者が，手術を躊躇しはじめたのですが？

　一度決めたことに迷いなど生じない人もなかにはいるかもしれませんが，大きな決心をしなくてはならない場合，時間が経つうちにいろいろな逡巡が浮かんでくるのは自然なことでしょう．ましてや，てんかん外科手術は頭の手術ですから，当然，恐怖や不安もあるでしょう．さらに，術前にはさまざまな精密検査も必要となるので，その体験のなかでさらに思いが変化するかもしれません．手術自体のことでも頭がいっぱいになってしまううえに，さまざまな検査所見の説明，さらには，手術によるリスクや発作改善の予測など，パーセンテージなどの数値をたたみかけるように示されても実感的なイメージに結びつきにくい事項もたくさんあります．山盛りの情報を聞いているうちに，そのすべてを理解しきれないことによるいらだちや困惑が湧いて，決断するパワーが萎えてしまう場合もあるでしょう．そのような場合は決して決断を迫ることはせず，情報量を加減し説明する内容を整理しながら，可能な範囲で時間をかけて，説明も回数を分けて対応していく作業が望まれます．

　また，説明の際「わかりましたか」とか「質問はありますか」といったような文言での投げかけは好ましくありません．「わかりましたか」と問われて「よくわかりません」と端的に返答できる患者はほとんどいないでしょう．また，「何か質問は」といわれても，その場で整然と

「わからないこと」を効率よく問える患者もほとんどいないでしょう．結局このような尋ね方は治療者に都合のよい聞き方であり，多くの場合はその場で患者は言葉に詰まってしまい何も尋ねられないことになります．

　治療者にとっては，手術は最善の選択肢と思われても，その判断を患者と共有するためにいったん「外科手術」の承諾を得たとしても，「心配になったらまた次の機会にでも遠慮なくどうぞ」といった感じで，「逡巡」する気持ちに耳を傾け，最終的に患者が気持ちの整理がつくまでの時間をある程度想定し，ゆとりをもった計画をおすすめします．説明は「正確」「公平」「十分」であることは重要ですが，相手の気持ちのゆらぎに配慮することなしに進めてしまうと，単に治療者側の都合のみ優先されてしまいかねないので注意が必要です．

> **実際の説明例**
>
> 　外科治療は魔法のような治療ではありませんから，発作が完全になくならない場合もあります．外科治療を受けるかどうか，少しずついろいろ相談していきましょう．心配なことや不安なことも遠慮なく教えてください．

文献

- 兼本浩祐ほか編：臨床てんかん学．医学書院，東京，2015
- 岩佐博人編著：てんかん臨床に向きあうためのシナリオ．新興医学出版社，東京，2021
- 清水　研：コンサルテーション場面での対話．精神科治療学，37(10)；1087-1093，2022
- Jaspers, K. 原著，西丸四方訳：精神病理学原論．みすず書房，東京，1971

関連CQ CQ 1-19，1-20，1-22

（岩佐　博人，青柳　京子）

レベル **1** 知っていると対応に役立つこと

Clinical Question 1-22

▶外科手術を受けたのに発作がなくならない，といわれたのですが？

　患者が脳外科手術という大変な治療を受けた決心の根底に「きっと発作がゼロになる，てんかんから解放される」という期待があったことは十分想像できます．その期待との落差が大きいほど困惑の度合いも強くなるでしょう．当然，術前の説明いかんによっても思いは変わってきますが，せっかく手術をしたのにその効果が期待通りではないとなると，患者も治療者も落胆してしまうであろうことは当然ともいえます．さらに，患者は手術を受けたことへの後悔や，手術を施行した治療者への「怒り」の感情も抱くかもしれません．このような患者の感情に治療者が向き合うのはなかなかつらいものですし，否定したい思いも生じるかもしれません．しかし，治療者は患者からの訴えを拒絶したり，はぐらかすのではなく，冷静かつ十分に受けとめ，そのうえで具体的な対処法をともに模索することを提案していくことが大切だと思います．

　また，患者自身も落胆による怒りの矛先をむける具体的な相手がいないことをおぼろげに自覚しつつも，「怒り」の感情を処理できないための理不尽なつらさに向き合っている可能性もあります．そのような気持ちを受けとめつつ，患者が具体的にどのようなことで困っているかを丁寧に聴いて整理していくことが大事です．例えば，発作抑制の状況については発作回数がまったく減らないのかどうか，1回の発作の持続時間

や発作型に変化が無いのかなど，漠然と「発作が消失しない」というだけのとらえ方ではなく，具体的にどのような状況なのか患者と共有する必要があります．その状況に応じて，服用を続けている抗てんかん発作薬（antiseizure medication：ASM）の調整をどうするかなども相談するようにします．合併症についても同様の方向で患者と問題点を共有し，リハビリなどを含めた具体的な対応策を積極的に相談していくようにします．その際，患者の抱える絶望感や悲しみの感情についても配慮することが必要です．

このような，患者のやり場のない気持ちを多様な視点から受けとめるために，術前から心理的側面や社会生活支援の専門家との密接な連携をおすすめします．同時に，てんかん外科医自身の思いやストレスについても共有できる場を設けることもおすすめします．

文献

・　大前　普：小精神療法(笠原)における対話．精神科治療学，37(10)：1055-1062，2022

関連CQ ☞　CQ 1-19 〜 1-21，1-23

（岩佐　博人，青柳　京子）

| レベル **1** | 知っていると対応に役立つこと |

Clinical
Question
1-23

▶患者が質問しやすくするにはどのような配慮が必要ですか？

「何か質問はありますか？」といった問いかけが絶対によくないというわけではありませんが，とくに専門的な内容の説明を受けた直後には内容を十分咀嚼できていないまま，本当は「頭が整理できていない」のにとりあえず「大丈夫です」と発してしまうことは珍しくありません．とりわけ，てんかん外科などに関する説明は高度で医学的な内容が多いために，よくわからないまま細かな決断をしなくてはならないという気持ちのあせりもあるかもしれません．そんなときに，「何かわからないことは？」と問われたからといっても，「ほとんどわかりません」と本音をいうことは難しいでしょう．ついついその場しのぎの当たり障りない返答になってしまう可能性があります．そうなってしまうと，もはやその先の展開が「わからない」ことの上乗せになってしまいます．

患者の理解力（認知機能など）にも関連しますが，たとえ十分な理解力があったとしても，感情面での動揺はだれにでも起こりえることですから，説明する側が「伝えるべき情報」を一方的に伝えようとする作業だけでなく，相手の気持ちの揺れに気づくことが大事です．ふとした機会のちょっとしたオープンなやりとりでの患者の言動の背後にある感情に目を向けようとする姿勢がとても大切だと思います．

すでに実施されていることだとは思いますが脳外科のインフォームド

コンセント（informed consent：IC）を得る際などは，手術や周術期の
ケアを担うスタッフやその後の長期的な支援を担う専門職である精神保
健福祉士（mental health psychiatric social worker：MHSW）や心理士
なども可能な範囲で共有する場を設けることはとても大きな意味があり
ます．

　さらには，患者の表情や雰囲気など細かなちょっとしたことについて
も，立場の異なる視点から把握し共有できるような工夫をすることは，
患者の「大丈夫です」という言葉の背後にある気持ちから乖離しない対
応に役立つでしょう．ちなみにここで述べた留意点は，てんかん外科治
療など，複雑な内容の説明の際には特に大切です．

> **実際の説明例**
>
> 　いろいろややこしい話ばかりでわかりにくいこともあるかと思い
> ます．また説明しますから，一度に全部わからなくても心配しない
> でください．とりあえず今，気になることや心配なことはあります
> か．
> 　私たちでわかることはお答えしたいと思います．もし今すぐ思い
> つかなくても，後でいろいろ気になることが出てきたら，その都度
> 教えてください．

文献

・　岩佐博人編著：てんかん臨床に向きあうためのシナリオ．新興医学出版社，東京
　　2021

関連CQ ☞ CQ 4-6

（岩佐　博人）

| レベル **1** | 知っていると対応に役立つこと |

Clinical Question

1-24

▶今まで誰にも いわなかったことだけど, と相談された のですが?

　「今まで誰にもいわなかったこと」を主治医（あるいはスタッフ）に相談してくるということは，治療者-患者関係がそれなりには密接になっている段階のことが多いと思われます．しかし，あえてこのような前置きのうえで語られる内容は患者自身のなかで格別の意味を感じている内容である可能性が高いです．「他の誰にもいえない」ことはプライベートな性質が強いこともありますから，治療者と患者の距離感に変動をきたす可能性があります．距離感の変化は治療関係のバランスに少なからず影響を及ぼす可能性が出てきます．ある程度時間のゆとりある状況で傾聴するようにして，「なんとかしてあげよう」というような相手に過剰な期待感を与えるような表現を避け，普段の距離感を崩さないように対応することが大切です．

　「誰にも話せなかった秘密」を告げられることは，治療する側の心情としては援助欲求に大きく響きます．しかし，患者との一貫した距離を維持する心構えが用意できていないまま，患者との治療関係性の「温度」が変わってしまうことは避けるべきです．なぜなら，治療者側の支援はあくまで「診療」という枠のなかで実施するのが原則ですから，相談の内容によっては主治医単独の判断で対応を目論むことが適当でない場合があります．例えば，被虐待経験や，恋愛関係の話題など，いずれもな

かなか言葉にしにくい感情が背景にある可能性のある話題であり，かつ，その人のプライベートな人生においてとても重要な課題です．このような課題を打ち明けられたことは治療者をかなり信頼しており，患者自身が治療者との心理的距離が接近しているがゆえといえるでしょう．そのこと自体は決して悪いことではありません．しかし，治療者はあくまで一貫した距離感を保って支援する立場であることを自覚し続ける必要があります．

　この点を念頭に置きながら，「必ずしも力になるかどうかはわからないが」という前提で相談内容を聴くのがよいと思います．またその際は，治療者側が次々に質問を畳みかけることはせず，一定の時間を設けて自由に話してもらうのがよいでしょう．治療者が負うには困難な課題だと感じた場合は，正直に治療者の限界を伝え，心理や精神科の専門家への相談を提案してもよいかもしれません．特に，患者の言葉のなかにトラウマに関連するような表現があった場合は，慎重な扱いが必要です．

文献

・　岩佐博人編著：てんかん臨床に向きあうためのシナリオ．新興医学出版社，東京，2021

関連CQ ☞ CQ 1-16，2-1，2-10，4-4 ～ 4-11

（岩佐　博人）

レベル 1 知っていると対応に役立つこと

Clinical
Question

1-25

▶私は治らないのですか, と聞かれたのですが？

　「治る」の意味は，①「治療で発作が消失する」ことなのか，それとも②「いつの日か治療の必要がなくなる（てんかんという診断名が削除される）」ことを指すのか。医療者は①を念頭に置いた説明を中心にしがちですが，患者としては当然②の意味を期待するでしょう.

　まず①についてですが，てんかんと診断された場合，約7割は薬物治療によって発作が消失します．残りの約3割は薬物治療でも発作が残存する「難治てんかん」となりますが，この一部は外科治療の適応となります[1]．内側側頭葉てんかんの場合，MRIで診断できる限局性病変があれば外科手術で約60 ～ 80%が発作消失するとされています[2]．小児の場合，2年間発作消失していれば治療終結を考えますが，成人の再発リスクはより高いため，難しい問題となります．再発リスクにつながる因子としては，思春期以降の発症，症候性てんかん，てんかんの家族歴，ミオクロニー発作や強直間代発作の既往，発作消失に時間を要した，脳波異常の残存などが知られています[3]．

　次に②についてですが，国際抗てんかん連盟（ILAE）は，年齢依存性てんかん症候群であったが現在はその好発年齢を過ぎている人や，過去10年間無発作状態が持続し過去5年間に抗てんかん発作薬（antiseizure medication：ASM）を服用していない人については，てんかんは

消失（resolve）したと考えられる，としています[4]．しかし，現実的な言い方をすれば，「一般的に，てんかんが消失した状態となって通院や治療の必要がなくなることもあるが，思春期以降の発症の場合その可能性は低い．また，てんかんではない一般集団と同等に再発リスクが下がること（＝治癒あるいは完治）はない」ということになるでしょう．これを現場でどのように伝えるかについて模範解答は提案できませんが，細かなニュアンスへの配慮や，当事者の気持ちの状態を鑑みながら，ケースバイケースの工夫が必要でしょう．

　現在のASMは，服用中は発作抑制効果を発揮しますが，残念ながら発作を起こしやすい本態への治療効果については十分な期待はできないのが現実です[5]．しかし，てんかんの病態基盤自体を消失させる治療についての研究は進みつつあることも事実ですので，そのことは患者さんに伝えてもよいかもしれません．根拠のない楽観的な言動は慎むべきですが，一方で少しでも「希望」を処方することも大切です．

文献

1) Ding, D.：The natural history and prognosis of epilepsy. Wyllie's Treatment of Epilepsy, 7th ed（Wyllie, E. ed）. Wolters Kluwers Health, Philadelphia, p.13-17, 2020

2) Téllez-Zenteno, J.F., et al.：Surgical outcomes in lesional and non-lesional epilepsy：a systematic review and meta-analysis. Epilepsy Res, 89(2-3)；310-318, 2010

3) 岩佐博人ほか：抗てんかん薬の減量・中止は可能か？精神科，35(6)；611-617, 2019

4) Fisher, R.S., et al.：A practical clinical definition of epilepsy. Epilepsia, 55(4)；475-482, 2014〔日本てんかん学会ガイドライン作成委員会訳：てんかんの実用的臨床定義．てんかん研究，32(3)；579-588, 2015〕

5) Perucca, E., et al.：Which terms should be used to describe medications used in the treatment of epilepsy? An ILAE position paper. 2023（https://www.ilae.org/files/dmfile/terms-to-describe-medications-used-in-the-treatment-of-epilepsy---draft.pdf）（参照 2023/10/03）

（原　広一郎，岩佐　博人）

レベル **1** 知っていると対応に役立つこと

Clinical Question

1-26

▶実は薬を 飲んでいませんでした, といわれたのですが？

　どのようなタイミングなのかにもよりますが，まずは責めずに正直に話してくれたことに感謝したうえで，話をよく聴くことをおすすめします．「いつから飲んでいないのか」「まったく飲んでいないか，たまには飲んでいるのか」など，また，その理由についてまずは正直に話してもらうことが先決です．

　薬物の血中濃度測定値が予想より低いことで，服薬していない可能性が考えられた場合も，「隠しても無駄」「指示を守らない」「服薬不履行だ」などといって，そのことを詰め寄ったり，頭ごなしに批判するよう対応は好ましくありません．もちろん「服薬履行（コンプライアンス）」の徹底は治療の原則ですし治療を受ける側の基本的な姿勢として大切なことでしょう．だからといって，それを実践できないのは患者の心構えに非がある，といったニュアンスで説教しているような伝え方をすることは避けるべきです．

　極論かもしれませんが，どのような治療を受けるか，あるいは受けないかの選択は患者（または家族）の自由であるというのがあらゆる医療の前提です．頭ごなしに「指示を守らない」ことを非難するのではなく，患者自身（あるいは家族）の選択の意味をよく聴くことが大切です．もちろん治療者としての責任もありますから，相手の意見をすべて無条件

で受け入れるということではなく，互いの思いの相違点を確認しながら，可能な限り双方が共有できる地点を見つけていく努力が大切です．例えば，すでに自己判断で1～2年服用を止めている場合で，1年以上にわたり発作がないという事実があるなら，治療の原則に頑なにこだわって服用再開を強く迫るより，「服用しないリスク」を再度説明したうえで，服用中止を共有し，万が一「発作の再発」があった場合は服用再開を再度検討する，などの約束を提案してもよいかもしれません．

矛盾を承知でいわせていただくと，「柔軟なコンプライアンス」の実践をおすすめしたいと思います．なお，アドヒアランスという表現もコンプライアンスとほぼ同義に使われることがありますが，ここではあえてコンプライアンスという用語を使用しました．ちなみに，精神科臨床ではいくつかの疾患の症状として「拒絶（拒薬）」が問題となることがありますが，ここではそれとは別の意味で述べました．もし，患者の判断力などが何らかの障害と関係ありそうな場合（認知機能や精神医学的な病態の併存など）は専門家の判断につなげるのが望ましいでしょう．

文献

- 岩佐博人編著：てんかん臨床に向きあうためのシナリオ．新興医学出版社，東京，2021
- 岩佐博人ほか：てんかん治療におけるアドヒアランス．臨床精神薬理，11(9)：1673-1681，2008

関連CQ ☞ CQ 1-11，1-12，3-5

（岩佐　博人）

| レベル **1** | 知っていると対応に役立つこと |

Clinical
Question
1-27

▶患者に元気がないので励ましたいのですが？

　答えは簡単です．不用意に励ましてはいけません．病気を患っている人が多少なりとも元気がないのは当たり前ですし，逆に，特段の落ちこみが傍からは感じられない場合も，必ずしも気分の落ち込みがないとは限りません．それほど人の気持ちは，決して見た目や発せられた言葉どおりではないということに留意しておく必要があります．むしろ感情は言葉では表しきれないと思っておくべきでしょう．そのような前提を頭に置いたうえで，「元気がない」場合，それがうつ病などの症状なのか，抗てんかん発作薬（antiseizure medication：ASM）の副作用なのかなど，どの程度のどのような対応が必要かについて多面的な検討が必要です．

　いずれの場合も，表情や態度が明らかに憂鬱そうであったり，患者や家族から「抑うつ」や悲観的なニュアンスの言葉が聞かれたりした際には，まずはその言葉に耳を傾けることが第一です．また，患者や近親者でさえ「抑うつ」のはっきりした理由がわからない場合もありますから，何が何でも「原因」を突きとめようとすることも控えるべきです．まずは，共感をもって話を聴くことが大切です．そのうえで，「元気がない」程度や具体的な症状などを把握していきます．例えば，うつ病的な傾向がある場合は，食欲低下や不眠など感情面より身体的な症状が目

立つ場合もあります．また，元気のなさが2週間以上，時間や状況にかかわらず続いている，他人の目を避けて1人でいる時間が増えている，希死念慮を疑わせる言動などがある場合は，タイミングをみて精神科との連携を考慮した方がよいと思われます．

　まちがっても，話の内容を否定したり，勝手に一方的な解釈を加えて返してはいけません．ましてや，「そんなに悲観しなくても大丈夫ですよ」とか「前を向いていきましょう」のような安易な「励まし」は望ましくありません．運動会ではないのですから，患者の気持ちを置き去りにしたまま「悩んでないで，さあがんばろう」のような紋切り調の声かけをするのはもってのほかです．ケースバイケースで「励まし」が有用な場合もありますが，その場合も，十分な鑑別ができていて，患者と治療者との間に良好な関係性が構築されていることが必要条件であり，かけ声だけでなく，がんばってもらうための具体的な方策を同時に示していくことが必要です．

文献

・　岩佐博人編著：てんかん臨床に向きあうためのシナリオ．新興医学出版社，東京，2021

関連CQ 👉 CQ 1-17，2-4，2-5，2-12～16

（岩佐　博人）

レベル	**1**	知っていると対応に役立つこと

Clinical Question 1-28

▶発作のセルフコントロールについて助言したいのですが？

　ある研究によると，てんかん患者の約半数が発作誘発因子を自覚しており，なかでも頻度の高いものが精神的ストレス，睡眠不足，疲労だったそうです[1]．動物実験でもストレスがてんかん発作や発作閾値に影響することがわかっており，その背景に副腎皮質ステロイドなど発作閾値を下げるストレスホルモンの複雑な相互作用が想定されています[2]．こういったことから，ストレス対処法（ストレスコーピング）は発作制御のためにも重要です．

　心理的ストレスモデルでは，ストレスの元になること（ストレッサー）に対する捉え方と，ストレスによって心身に生じる反応に対する意識的な対処努力（コーピング）を重要視します[3,4]．

　ストレスコーピングの方法の代表例は以下のとおりです[3]．

①行動的コーピング：十分に睡眠をとる，運動する，趣味の活動をする，好きなものを食べる，友達にサポートしてもらうなど．

②認知的コーピング：好きなことを考える，好きなアーティストのことを想像する，問題をいったん棚上げしてみる，考え直してみるなど．

③問題解決技法：ストレッサーを明らかにし，さまざまな解決策を書き出して，それぞれの長所短所を比較したら，一番よさそうなものを思いきってやってみる．

④リラクセーショントレーニング：体の筋肉が緊張しているところをモ
ニタリングしながら，弛緩させリラックスする．

コーピングで大事なのは「意図的に対処する」という点です[3]．意図
的に対処し，効果を検証して，足りなければ他の方法を足して対処法の
レパートリーを増やしていくことで，ストレス耐性が上がり，対処でき
るという自己効力感が生まれます．一方「無意識的なストレス解消行
動」だと，このような効果は十分得られません．また，コーピングの方
法は，まず①，②のなかからできそうなものをできるだけ多くリスト
アップし，実際にやってみて効果があり，かつ低コスト（お金や時間が
かからない，健康や人間関係に悪影響を及ぼさない）ものを選ぶとよい
でしょう．

生きている限りストレスと無縁ではいられません．ストレスコーピン
グを練習して，ストレス耐性を上げていきましょう．

文献

1) Nakken, K.O., et al.：Which seizure-precipitating factors do patients with epilepsy most frequently report? Epilepsy Behav, 6(1)：85-89, 2005
2) Reddy, D.S., et al.：Does stress trigger seizures? Evidence from experimental models. Psychiatric and Behavioual Aspects of Epilepsy Current Perspectives and Mechanisms（Jones, N.C., et al. eds）. Springer, New York, p.41-64, 2022
3) 伊藤絵美：セルフケアの道具箱. 晶文社，東京，2020
4) Nolen-Hoeksema, S., et al.：Atkinson & Hilgard's Introduction to Psychology, 15th ed. Cengage Learning Emea, Boston, p.502-535, 2009

関連CQ ☞ CQ 1-29

（原　広一郎）

レベル 1 知っていると対応に役立つこと

Clinical Question 1-29

▶発作を自分で止められた，とのことなのですが？

　ストレス負荷が発作頻度を増悪させることがある[1]一方で，自分で発作を止めること（頓挫）ができる場合もあります[2,3]．発作は薬で止めるもの，と思っている人がほとんどなので，実際に自分で発作を止められた経験があることに気づいていない，あるいはそのように認識していない場合もあります．

　いわゆる，非薬物療法による発作のセルフコントロールに有効とされているアプローチには，認知行動療法（congnitive behavior therapy：CBT），バイオフィードバック，マインドフルネスなど専門的な介入や訓練を要するものから，普段の生活のなかでさほど特別な知識や手段を講じなくても有効な手段もあります．大半は意識減損に至らない程度の前兆を感じたときなど，発作が起きそうなことを本人が感じる際に有効なことが多いです[2]．特別なアプローチを実施するのは限界があるかもしれませんが，リラックスできる軽い体操，呼吸を整える，楽しいことをイメージして意識を逸らす，何らかの知覚刺激を与える（痛覚，嗅覚，聴覚など），のようなごく簡単な手段については患者と相談しておくとよいでしょう[2,4,5]．発作を止められる具体的な方法は個人により差がありますが，個人レベルの方法や専門的なバックアップによる方策を組み合わせることも有用でしょう．

また，もし患者にペットの愛犬がいるなら，犬は発作が出現することを予知して飼い主に何らかの警告（吠えたり，外出を止めるなど）を発することがあるので〔発作予知犬（seizure alart dog：SAD）〕，こうした情報も患者に提供しておくことを推奨します[2]．

いずれにしろ，発作を自分で頓挫できるという体験は，疾病への克服感や自己効力感の向上にもつながります．仮に100％うまくいかなくても，幸いにも副作用はほとんど考える必要がありません．基本的には認知機能（知的障害など）に大きな問題のない患者には，発作のセルフコントロールが可能な場合があることを伝えるべきでしょう．1度でも成功体験があるなら，どんな方法であれそのことを覚えておいて，その効果を強化していくためにも自身の発作対応の手段として試していくことを指導するとよいでしょう．セルフコントロールの効果は発作型や発作との時間的関係によっても差がありますが，QOL向上という視点からも[2]，その意味は決して小さくないことを治療者は認識すべきです．

文献

1) Baldin, E., et al.：Stress is associated with an increased risk of recurrent seizures in adults. Epilepsia, 58(6)；1037-1046, 2017
2) Kotwas, I., et al.：Self-control of epileptic seizures by nonpharmacological strategies. Epilepsy & Behavior, 55；157-164, 2016
3) Michaelis, R., et al.：Psychological treatments for people with epilepsy. Cochrane Database of Syst Rev, 10 (10)；CD012081, 2017
4) Rafiee, M., et al.：Music in epilepsy：predicting the effects of the unpredictable. Epilepsy Behav, 122, 108164, 2021
5) Richard, A., et al.：Epilepsy：A New Approach, Walker and Company, London, 1995

関連CQ ☞ CQ 1-28

（岩佐　博人）

Chapter 2

メンタルヘルスの課題

レベル 1 知っていると対応に役立つこと

Clinical
Question
2-1

▶トラウマがある，と 相談されたのですが？

　トラウマとは「傷（外傷）」のことですが，ほとんどの場合に「心の傷」の意味として受けとめられます．さまざまな環境（家族内を含む）での人間関係や社会生活上の変化など，トラウマとなる出来事は日常的に多く溢れていることがわかってきています[1]．てんかんとの関連では，発作をめぐる体験（発作を見られたり，発作時の付随症状が恥ずかしい，という体験など）がトラウマとなる場合があることを忘れてはなりません．語られる内容はまとまらず，すぐにすべてを語れないこともありますが，まずは患者の声に耳を傾けてください．患者からの SOS であるともいえますので，決して軽く扱わないでください．まずは，患者が勇気をもって話をしてくれたことをねぎらうこと，そして共感的に話を聴くことが重要です[2,3]．

　次にその心の傷をどのように治療するかを考えていくことになります．トラウマがあると告白されるのは，それだけ治療者が信頼されているということですが，適切な枠組みや専門性なしに「力技」で無理に何かをしようとすることは逆に傷を広げていくことにもなりかねませんし，治療者-患者関係が崩れてしまう危惧もあります．相談を受けても善意や同情だけで対応するのではなく，治療者自身が扱える課題かどうかを慎重に判断することが大切です．治療者が対応するのは困難と感じ

る場合は，率直に治療者自身の限界を伝えることが必要です．

　また，トラウマは長期間に及ぶ後遺症につながることがあります．過度な不安や緊張，気分の落ち込みなどの精神症状，原因不明の頭痛やめまい，あるいは食欲低下や不眠などの身体症状が出現したりすることがあります．時には，トラウマとなった出来事の際の感覚がよみがえる体験（フラッシュバック）や悪夢などが出現します[2]．このような状態は心的外傷後ストレス障害（post traumatic stress disorder：PTSD）と呼ばれ，より専門的な治療が必要になります．

　トラウマへの対応は，日頃の臨床場面での治療者と患者の関係性や，患者のさまざまな要因によっても異なりますが，治療者側の感情にも揺れを生じさせることがあり，安定した治療関係の維持にも影響しかねません．あえていうなら，患者の病態水準の把握や治療構造の詳細な設定をせずにトラウマに関わる内容に対して特段の「善意」や「優しさ」のみで対応することは避けるべきです．

　逆に，治療者が急に拒絶的になってしまうことも望ましくありません．できるだけ普段と変わらない距離感での「共感的傾聴」を念頭に置いた対応を心がけるべきでしょう．薬物療法や心理療法の適応などを慎重に判断する必要がありますので，状況によっては専門家へのコンサルテーションが推奨されます．

文献

1) Herman, J.L. 原著，中井久夫ほか訳：心的外傷と回復，増補新版. みすず書房，東京，1999
2) 白川美也子監：トラウマのことがわかる本. 講談社，東京，2019
3) 宮地尚子：トラウマにふれる. 金剛出版，東京，2020

関連CQ　CQ 1-16，1-24，2-4，2-10，2-32

（保阪　玲子，岩佐　博人）

レベル 1 知っていると対応に役立つこと

Clinical
Question
2-2

▶心理的なストレスで 発作が起こりやすく なりますか？

　ストレスを引き起こす要因をストレッサー（有害な刺激）と呼びます．ストレッサーとなりうるものは身体的な要因だけでなく，心理的にもさまざまな要因があります．ストレッサーに曝され続けると不安，抑うつや不安などの精神症状や，頭痛やめまいなどの身体症状などさまざまな反応が引き起こされます[1]．また，不快な出来事だけではなく，進学や昇進，結婚といった，通常であればよろこばしい出来事もストレッサーとなりえます．こうしたストレスによって発作頻度が増加したり，逆に適切なストレス軽減によって発作頻度が減少することもあります[2]．

　特定のストレス（入浴，光過敏性など）によって発作が引き起こされる可能性がある場合は，発作誘発の誘因となるストレッサーを回避するための対策が必要になります．しかし，普段の生活を送っていれば誰もがストレッサーとなるような出来事に遭遇しますので，すべてのストレスを避けるのは非現実的です．一般的な提案として，身体的または心理的な疲労をいつも以上に感じるかどうかを，日常生活のなかで日頃から短時間でも向きあってみる時間を作るように提案するのも一案です．ちょっとした気分転換，日々の軽い運動，趣味の時間を増やすなど，無理なくできることでもストレス対策として効果がありますので，普段の診療の会話のなかでさりげなく伝えておくとよいでしょう[3]．また人生

の大きな転機となるようなライフイベントが予定されているときは，いつもより生活パターンに気を配るように助言することも大切です．このようなときには通常より通院間隔を短めにして，体調や心理面の変調などについて相談できる機会を増やすことを考慮してもよいかもしれません．そのうえで特別な精神療法的対応（マインドフルネス，認知行動療法など）が必要と考えられる場合は専門家への相談が推奨されます．

　てんかん臨床においては QOL 向上のためにストレス対応についての心理教育は必須ですが，ストレス対応に偏りすぎで過剰な「制限」に陥り，患者の自己効力感の低下を招いてしまっては元も子もありません[4]．ストレス対処については，日常の自由度との適切なバランスを総合的に配慮した提言が望まれます．

文献

1) Lazarus, R.S. ほか原著，本明　寛 ほか監訳：ストレスの心理学．実務教育出版，東京，1991

2) Baldin, E., et al.：Stress is associated with an increased risk of recurrent seizures in adults. Epilepsia, 58(6)；1037–1046, 2017

3) Abramowitz, J. S. 原著，高橋祥友ほか監訳：ストレス軽減ワークブック．金剛出版，東京，2014

4) 岩佐博人編著：てんかん臨床に向きあうためのシナリオ．新興医学出版社，東京，2021

（岩佐　博人，保阪　玲子）

レベル 1 知っていると対応に役立つこと

Clinical Question 2-3

▶精神的な面での相談がなければ特別な対応は必要ないですか？

　もちろん，精神的な面での相談がないなら，「精神的な面で困っていませんか」などとわざわざ詮索する必要はありません．しかし患者から何も相談がないからといって悩みや困っていることがまったくないというわけではない，ということを治療者は頭に置いておく必要はあります．

　多くの場合は，患者は，「てんかん発作の治療のために通院している」という認識でしょうから，それと関係ないような事項や，実生活に関連する「つらさ」や「困ること」については，あえて口にしない場合もあります．言葉にするかしないかということと，その人がどんなことでどのくらい悩んでいるのかということは別次元の話です．

　「悩みを抱えていない人はいない」という前提に立つなら，その人の表情や，ふとした一言の奥にある気持ちに気づくための構えは必要でしょう．そのためには，心理学領域でのキーワードの1つであるメンタライゼーションという言葉を頭においておくとよいかもしれません．およその意味として「自分自身や他者の行動の裏側にある思考や感情を推測すること」とでもいえるかと思います[1,2]．あたりまえのことといえばそれまでですが，このような能力は対人関係を豊かなものにできるかどうかに大きく関係してきます．臨床現場は対人関係の場でもあるわけですから，相手（患者や家族）の言動のなかからそれぞれが抱える課題

が浮かんでくる場合もあります．通常の診療の際の会話において，ほんの少しだけでも交わす言葉の奥にある「気持ち」に思いを向けるだけでも大きな意味があります．仮に，治療者が「もしかしたら何か悩みを抱えているのかも」と感じることがあったとしても，それをあえて早急に力技で解決しようとする必要はありません．ゆっくりしたペースで患者と会話を重ねながら，継続的に触れる必要があるか，あるいは専門家による心理療法（カウンセリング）などが必要そうかどうか，察していけばよいでしょう．

文献

1) Fonagy, P.：Thinking about thinking：some clinical and theoretical considerations in the treatment of a borderline patient. Int J Psychoanal, 72 (Pt4)；639–656, 1991
2) Allen, J.G., et al.：Mentalizing in clinical practice. American Psychiatric Publishing, Arligton, 2008

関連CQ ☞ CQ 1-18

（岩佐　博人）

レベル 1 知っていると対応に役立つこと

Clinical Question 2-4

▶悩みがあるようなので精神科受診をすすめたいのですが？

　診療科を問わず，来院する患者はすべて病気を抱えている，あるいは病気かもしれないという不安を抱えているわけで，そういう視点からみると，全員精神的な悩みがあるといっても過言ではありません．てんかんに伴う悩みについては各科の先生方，メディカルスタッフの皆さんが日頃から自然に対応されていると思います．

　そこからさらに精神科への紹介を考える場合は，

①精神科救急を要する状況（幻覚妄想状態，精神運動興奮，差し迫った自殺企図のおそれなど）

②精神疾患が疑われ，自分の科で対応できない

③自分の科で対応してきたが，なかなか本人の症状（つらさ）が改善しない

といったところが代表的だと思います．

　しかし，紹介されて精神科に来院された方々を拝見していると，紹介にあまり納得していない方が時折おられます．「いきなり精神科へ行けといわれた」「精神的に問題があると思われた」「見放された」「自分は頭がおかしい人間ではない」など，理由はさまざまですが，自身では精神科的な治療が必要という自覚がもちにくいことが多いのもその要因の１つです．ご本人が納得された状態でおいで頂いたほうが，治療関係が

よくなり，治療効果も上がりやすいと思われます．なお，紹介した後も治療関係を当面は継続する配慮をするのがコツです．

①のような緊急事態はともかくとして，精神科に紹介する際の患者への説明として，症状のつらさに焦点を当てる方法があります．例えば，眠れない，食欲がない，気分が落ち込む，趣味が楽しめなくなる，気持ちが落ち着かない，不安で仕方ない，イライラする，集中できない，怖くて外に出られないなどの症状に対して，以下のように提案し，同意を得るようにします．

実際の説明例

病気であるかどうかはともかく，かなり症状がつらい状態ですので，つらさをやわらげるために精神科での診察や治療が役に立つかも知れません．1度相談してみませんか．もしよろしければ紹介のお手紙を書きます．

こちらの通院もしばらく並行して続けてください．

文献

- Sullivan, H.S. 原著，中井久夫ほか訳：精神医学的面接．みすず書房，東京，1986
- 加藤　温：診察室の陰性感情．金芳堂，京都，2021

関連CQ ☞ CQ 4-1，4-6，4-8，4-11

（原　広一郎）

レベル	**1**	知っていると対応に役立つこと

Clinical
Question

2-5

▶患者がどうしても 精神科受診を望まない のですが？

　症状や緊急度によって異なりますが，原則的には，どんなに精神科的な対応が望ましいと思われても，患者本人が精神科受診を望まない場合には無理強いはできません．あくまで本人の意思での受診が原則となります（未成年の場合や，意思確認が困難な状態では少し話が違いますが）．

　精神科受診を望まない理由を考えてみると，やはり精神科へのマイナスのイメージが強いことが根底にあるのではないでしょうか．精神科は「精神を病んでいる人」がかかるところであって，「（精神ではなく）神経の病気」であるてんかん治療のために受診している患者は，よもや自分が「精神」面での診療が必要だなどとは思っていないでしょう．仮に自分の精神的な変調を自覚していて困っていたとしても患者や家族によって意識にも差があります．特に精神的な変調の自覚がない場合には，「拒絶感」というより，「精神科なんてこれっぽっちも頭に浮かばなかった」という「青天の霹靂」感かもしれません．

　明らかな激しい幻覚妄想状態や精神運動興奮状態は別として，精神科以外のてんかん診療医が精神科での診察が必要と考えるのは，例えば会話の際にうつや不安などの気配があるなどの微妙な精神面での変調，または心因性非てんかん発作（psychogenic nonepilepic seizures：PNES）

が疑われる場合などかと思われます．まずは，さりげなく「お話しを聴いていると，憂うつな感じが続いているみたいですね」「眠れないことも多いですか」と投げかけ，「ためしに精神面での専門家にも相談してみますか」など，精神科の診察とはいっても「精神病かどうか」を診るわけではなく，気持ちの疲れがありそうだからきちんと治療が必要かどうかを見当づけるため，といったようなゆるやかな投げかけを何度かしてみるとよいでしょう．

　基本的には，患者本人の気持ちにそぐわないまま精神科受診を強要しても，良好な医師－患者関係を構築することは困難となり，その後の対応にも支障が生じかねません．患者の感情にも配慮したうえで，精神的な変調はさまざまな次元の要因が関与する場合があることを丁寧に説明し，精神科の専門家の併診につながるような対応の工夫が大切でしょう．それでもやはり躊躇するようであれば，患者の了解を得たうえで主治医のみが精神科を専門とする医師に相談してみるのも1つの手かもしれません．

　なお，ここで述べたことは主として外来レベルでの対応についてです．精神科の入院治療が必要な場合には，法的な対応を含めて，より複雑な判断が必要になりますが，ここで触れるのは割愛します．

文献

- Sullivan, H.S. 原著，中井久夫ほか訳：精神医学的面接．みすず書房，東京，1986
- 加藤　温：診察室の陰性感情．金芳堂，京都，2021

関連CQ 🖘 CQ 2-4, 2-25, 2-26

（岩佐　博人）

| レベル | **2** | 必要に応じてコンサルテーションも検討 |

Clinical
Question

2-6

▶患児の落ち着きがない, と家族から 相談されたのですが？

　一口に落ち着きがないといっても，その背景にはさまざまな原因が考えられます．落ち着きがない＝多動，＝神経発達症（発達障害）を想定してしまうかもしれませんが，より広範な視点で検討が必要です．例えば，抗てんかん発作薬（antiseizure medication：ASM）の副作用で攻撃性や情動不安定などの精神症状が引き起こされることがあります．フェノバルビタールやトピラマート，バルプロ酸ナトリウムは注意欠陥多動性障害（attention deficit hyperactivity disorder：ADHD）様の症状を誘発することがありますし，ペランパネルやレベチラセタムなどは易怒性や攻撃性が出現する可能性が知られています[1]．そのため，ASMを服用している患児（患者）では認知機能や精神面での変化も慎重に評価する必要があります．

　てんかんに発達障害が併存する場合があることは比較的よく知られているので，家族（親）が患児に「落ち着きがない」という印象を受けた場合には発達障害を心配している可能性もあります．しかし「発達障害」という名称には以下のような種々の病態が含まれますので，専門家による細かな状態の把握が必要です．例えば，多動性や衝動性が顕著で不注意や集中困難が目立つ場合は，ADHDの可能性がありますが，てんかんを有する患者のうち12〜39％程度に併存するといわれています[2]．

84

また，対人的相互反応の欠陥や社会的コミュニケーションの苦手さが特徴である自閉スペクトラム症（autism spectrum disorder：ASD）もてんかんとの併存が知られており，ASD の場合，常同的な行動や極端に限定した興味などの発達特性があります．また，虐待を受けたなどの理由により適切な愛着が形成されなかった場合，攻撃性や情動の不安定さが亢進し，他者（大人）からのケアに対してうまく関係性が構築できず，「落ち着きがない」と評されることもあります[3]．

　家族から「落ち着きがない」という相談があった場合には，まず患児本人の訴えを丁寧に確認し，症状がどのような場面で，いつから出現しているのかなどを詳細に把握し，症状の要因を多様な視点から検討する必要があります．親はわが子の問題を相談する際，心配のあまり気持ちのゆとりがないことが珍しくありません．そのことに留意しながら，問題を整理し，断定的な判断を避けるようなアドバイスを家族に丁寧に伝える姿勢が大切です．

　何より子ども（患児）自身からの訴えを把握するのが優先ですが，種々の事由からそれが簡単にいかない場合も多いので，その際は，専門家（児童精神科など）との連携が推奨されます．

文献

1) Verrotti, A., et al.：The Challenge of Pharmacotherapy in Children and Adolescents with Epilepsy-ADHD Comorbidity. Clin Drug Investig, 38(1)；1-8, 2018
2) Rheims, S, et al.：Attention deficit/hyperactivity disorder and epilepsy. Curr Opin Neurol, 34(2)；219-225, 2021
3) 岡田尊司：愛着障害. 光文社，東京，2011

関連CQ ☞ CQ 1-7, 2-7 〜 2-9, 4-9

（岩佐　博人，早津龍之介）

| レベル **2** | 必要に応じてコンサルテーションも検討 |

Clinical
Question

2-7

▶**勉強しているのに
成績が下がってきた，
と家族から
相談されたのですが？**

　成績が下がることは，子どもにとっても親にとっても，とても気になる状況です．てんかんを有する患児は，学習障害（learning disability：LD），自閉スペクトラム症（autism spectrum disorder：ASD），注意欠陥多動性障害（attention deficit hyperactivity disorder：ADHD），知的能力障害など多彩な精神面での症状を合併する割合が高いことが知られています[1]．成績低下がADHDによる集中力困難や不注意でのケアレスミスによるかもしれませんし，知的能力障害のため，学習のレベルが本人のレベルと合っていない可能性も考えられます．また，子ども自身の知的水準が学校の成績では問題とならなくても，LDによる読字や書字，計算の障害があり，学習の困難さが生じている可能性もあるでしょう．ASDの場合は，限定的なことにしか興味がもてないことや，常同性，頑なさから，自身で適切な学習方法が選択できていないことも原因になる可能性があります．また，抗てんかん発作薬（antiseizure medication：ASM）も関係している場合もあります．フェノバルビタール，トピラマートなどはADHD様の症状や抑うつ症状を引き起こしたり[2]，レベチラセタムの副反応による不安症状が影響していることもあります．

　また，学校でのいじめや，家族関係の不和などの精神的な負荷でも，

86　　　　　　　　　　　　　　　　　　　　　　　　　　88002–935 [JCOPY]

集中困難や意欲低下が引き起こされ，学習が困難になることが多々ありますので，患児を取り巻く環境についても，確認する必要があります．さらに，成績が下がってくると，子どもが「怠けている」からだと親が決めつけ，子どもへの強い叱責が背景にあるケースも少なくありません．そうなると子どもの自己肯定感が低下してしまい，患児は診察室での親の話の内容に同調も否定もできず，自分の思いをうまく口にできないこともあります．

　家族からの相談が前面に強く出ても，まずは患児自身の訴えをよく傾聴し，家庭，学校などのさまざまな状況を多角的に確認しながら総合的な評価をする必要がありますので，児童精神科など専門家との併診も検討することをおすすめします．

文献

1) Fine, A., et al.：Seizures in Children. Pediatr Rev, 41(7)；321-347, 2020
2) Verrotti, A., et al.：The challenge of pharmacotherapy in children and adolescents with epilepsy-ADHD comorbidity. Clin Drug Investig, 38(1)；1-8, 2018

関連CQ CQ 1-7, 2-6, 2-8, 2-9, 2-28, 3-1, 4-9

（岩佐　博人，早津龍之介）

レベル 2 必要に応じてコンサルテーションも検討

Clinical Question

2-8

▶忘れ物が多くて注意される，と家族から相談されたのですが？

　忘れ物が多いという相談があると，てんかん児に合併が多い ADHD や LD の特性とおもわれがちです[1]．しかし，それだけではなく，てんかんに併存するうつ症状や，抗てんかん発作薬（antiseizure medication：ASM）の副作用による不安焦燥，集中困難などをきたしているために学校生活に適応しにくくなっている場合もあります．さらに，知的な問題から教員の話についていけず，指示を聞き漏らしている可能性も考えられます．

　また，子ども自身の注意不足に由来しない可能性もあります．例えば，ネグレクトなどの虐待や家庭環境の問題が絡んでいる場合もあるので注意が必要です[2]．そもそも，親が子どもの学校生活に関心を寄せていなければ忘れ物は増えるでしょうし，関心を寄せすぎて過干渉に至る場合でも，子どもに過度な緊張やストレスを与え，不注意や集中力の低下をきたすこともあります．

　また，見落とされがちなのは「忘れ物が多い」という状況の背景に，いじめや教員との軋轢など学校でのトラブルが隠されている可能性もありますので，親だけではなく学校とも連携し，子どもをとりまく生活全般の要因を把握することが大切です．特に ADHD による不注意や多動性，衝動性がある子どもでは，その発達特性から成績不振や友人への暴

言・暴力などにつながることもあります．さらには，学校生活への不適応が生じ，挫折体験が繰り返されることにより不登校に至るケースもみられます[3]．

「忘れ物が多い」という課題を日常生活の些細な問題として軽視せず，専門的な治療や介入を要する場合もあることに留意してください．状況によっては，児童精神科による適切な介入が望ましい場合もあります．

文献

1) 日本てんかん学会編：てんかん専門医ガイドブック，改訂第2版．診断と治療社，東京，2020
2) 滝川一廣：子どものための精神医学．医学書院，東京，2017
3) 齊藤万比古：子どもの精神科臨床．星和書店，東京，2015

関連CQ ☞ CQ 1-7，2-6，2-7，2-9，2-10，2-29，4-9

（岩佐　博人，早津龍之介）

| レベル **3** | コンサルテーションを推奨 |

Clinical
Question
2-9

▶学校に行きたがらない，と家族から相談されたのですが？

　てんかんという診断名は，理詰めの説明によって病態を理屈では理解できるかもしれませんが，それは「受容」とはまったく別物です．あえていえば，てんかんという「負」の要因を本当の意味で受容することはできない可能性もあります．特に子どもの患者は，他児と自分との「違い」に敏感です．てんかん発作が出現するまでは健康に日常生活を送っていたのに，突然あたりまえの日常が途切れ，長期的な内服を余儀なくされ，学校でも発作が起こることを恐れ，心理的，社会的な困難が一気に押し寄せてくることになります．そのような事態の変化を整理して捉える気持ちのゆとりのないまま，大きなネガティブな世界のなかに飲み込まれてしまいます．こうしたことは大きなトラウマとなり，明確な輪郭をもった「精神的な病気」として姿を現さなくても，孤独や孤立への恐れから，不安や抑うつ気分が強くなり不登校という状態につながる大きな要因になりえます．

　てんかんに対する社会的スティグマも，てんかんをもつ子どもの不登校と関連している場合があります[1]．また，患者（患児）自身が明確な偏見（セルフスティグマ）を感じていなくても，親の自責的な言動や過剰な干渉などによって子どもの感情が抑圧され[2]，二次的に不登校にいたることもありえます．

対応としては，患児の訴えをまずよく聴き，無理に登校を促さないことが基本です．不登校になり始めの頃は，親も学校もあせって登校を再開させようと躍起になることが多くなります．医療者は中立の立場を堅持し，すぐに不登校を解決しようと性急になりすぎず，患児の訴えを中心に据えて，患児や家族の心情の変動を見守る必要があります[3]．

不登校の原因は多様であり，てんかん発症に伴ういじめや，神経発達症（発達障害）の併存などによる不適応など，さまざまな状況の鑑別が必要になります．といっても容易に原因を特定できるわけではなく，不登校もすぐに改善されるものでもありません．治療者は，どうして不登校になったのかを探るのではなく，まずは不登校である子どものつらい気持ちを受けとめ，これからどうしたらよいかをともに考える姿勢を保つ必要があります．そのうえで，学校や教育委員会，不登校児を支援する関係機関との密な連携が重要ですので，やはり児童精神科との併診が望まれます[4]．

文献

1) Kirabira, J., et al.：Perceived stigma and school attendance among children and adolescents with epilepsy in South Western Uganda. Afr Health Sci, 20（1）：376-382, 2020
2) Porche, M.V.：Adverse family experiences, child mental health, and educational outcomes for a national sample of students. School Mental Health, 8：44-60, 2016
3) 齊藤万比古：児童精神科と不登校. 児童青年精神医学とその近接領域，62（2）：162-172, 2021
4) 齊藤万比古：不登校の児童・思春期精神医学. 金剛出版，東京，2016.

関連CQ ☞ CQ 2-1, 2-6, 2-7, 4-9

（岩佐　博人，早津龍之介）

レベル 3 コンサルテーションを推奨

Clinical
Question
2-10

▶子どものころ親から
虐待されていた，と
相談されたのですが？

　虐待を受けた，受けていたという患者本人からの相談は精神医学・心理学的にとても重要な意味をもっています．一般的に，子どもへの虐待は，①殴る蹴るなど身体への暴力が加えられる身体的虐待，②性器を触らせたり性的行為を強要する性的虐待，③病院に連れて行かないなど必要なケアを与えないネグレクト，④暴言を浴びせたり家庭内暴力を目撃させるなどの心理的虐待，の4つに大別されますが，しばしば重複します．子どもにとって最も信頼できる存在であるはずの保護者から虐待を受けていれば，他者への基本的信頼感が構築されにくくなることは想像に難くありません．「誰にもいえない」経験を重ねた結果，心理的葛藤を解決するための言語的，社会的な方法が身につきにくく，結果として怒りや攻撃感情，情動不安定，解離，フラッシュバックなどの心理的・情緒的な問題が多く発生します[1]．そして，こうした心理的な状態は大人になっても完全に癒えないことも多いのです．

　虐待は愛着障害，心的外傷後ストレス障害（post traumatic stress disorder：PTSD），反抗挑戦性障害，素行障害，解離症など，多彩な精神疾患とも密接に関連します[2]．また，幼児期の最早期に始まった虐待は，知的発達症（知的障害）を引き起こす可能性もあります．虐待は患者のその後の人生に長期的に影響を及ぼし，人格形成をも変容させま

す．その結果，被虐待経験のある人は，成人以降も心理的社会的な側面
での問題に直面する場合も少なくないのです．

　患者（患児）自身が被虐待経験を告白してきた場合，事務的に相談機
関を紹介したり，安易にアドバイスをしたりすることは望ましくありま
せん．まずは傾聴と共感の姿勢を示すことが最も重要です．過去の痛み
に「それは本当につらいことだった」と共感し，患者の現在の感情を決
して否定せず，かつ治療者はのめり込みすぎず，適切な距離を保つこと
が重要です．そのうえで，患者自身の置かれた状況や現在の「生きづら
さ」を総合的に確認しながら，適切な医療的，社会的支援策を考えてい
く必要があります[3]．

　また心因性非てんかん発作（psychogenic non-epileptic seizure：PNES）
も虐待と関連していることがあるので[4,5]，丁寧な生活歴の聴取をして
いく必要があります．しかし，被虐待の体験は深い心理的なレベルまで
複雑な影響を及ぼすため，必ずしも言語化可能ではありません．慎重な
対応が必要となりますので，安直に「虐待を受けた経験」の有無を聞き
出そうとせず，（児童）精神科医や心理士等の専門家との併診を検討す
ることをおすすめします．

文献

1) Herman, J. L. 原著，中井久夫訳：心的外傷と回復．みすず書房，東京，1999
2) 齊藤万比古：子どもの精神科臨床．星和書店，東京，2015
3) 日本精神神経学会小児精神医療委員会監，齊藤万比古ほか編：臨床医のための
　小児精神医療入門．医学書院，東京，2014
4) Asadi-pooya, A. A.：Psychogenic nonepileptic seizures：a concise review. Neurol
　Sci, 38(6)；935-940, 2017
5) Beghi, M., et al.：History of violence/maltreatment and psychogenic non-
　epileptic seizures. Seizure, 81；8-12, 2020

関連CQ ☞ CQ 2-1, 2-25, 2-26, 3-7

（岩佐　博人，早津龍之介）

レベル 2 必要に応じてコンサルテーションも検討

Clinical Question
2-11

▶いつも不安で仕方ない，と相談されたのですが？

　不安とは，危険が差し迫っているときに喚起される一般的な感情です．命を守るための「戦うか逃げるか反応（fight or flight response）」の表現であり，危険に反応して生体が行動できるようにする，なくてはならない反応でもあります．危険を知らせる警報の役割を果たすために，すぐに気づいて反射的に行動を促すよう不安は「不快」な性質をもっています．例えば目覚まし時計のアラーム音が心地よいものであったら，そのまま起きられずに寝すごしてしまいますから，わざと不快な音にしてあるのに似ています．

　不安の感じ方には個人差がありますが，それほど危険でない状況でも不安が生じ，いわば「火事よりも警報の方がつらい」状態となって，主観的な苦痛と生活の障害をきたすようになると，「不安症（不安障害）」として治療の対象となります．特定の事物，状況への不安（恐怖症，社交不安症，パニック症の広場恐怖など）から，より漠然とした不安（全般不安症）までさまざまですが，てんかん発作を含めて外傷的な体験（トラウマ）があると，常に交感神経優位の警戒モードになりやすくなります．また，失いたくないもの（健康，家族，仕事，人間関係，財産など）の大きさにも影響されます．てんかんをもつ患者は，いつ発作が起きるかという不安から生活に支障をきたすこともあります．

不安症への対処のポイントは2点あります．①患者が自分の不安の対象を明らかにして知ることと，②不安を避けずに馴れることです．不安の性質上，対象が漠然としているので，不安に感じていることを紙に書き出すなど，頭のなかからいったん外に出して整理し，かつそれを1人でかかえこまず，他の人と具体的な対処を考えるだけでもずいぶん楽になります．また，回避したままでいるとかえって不安は増大していきます．不安が軽減して少し余裕ができたタイミングで，段階的に馴れていくようにすること（曝露反応妨害法）も効果的です．

「不安」の訴えについては，本人の自覚的なつらさや日常生活への支障の度合いに応じて，心理士などによるカウンセリングや薬物療法の併用が必要になる場合もあります．状態に応じて専門家へのコンサルテーションも検討されます．

文献

- 松下正明総編集，青木省三ほか編：専門医のための精神科臨床リュミエール11 精神療法の実際．中山書店，東京，2009
- Beck, A.T.：Cognitive Therapy and the Emotional Disorders. International Universities Press, Madison, 1976
- 清水栄司監：認知行動療法のすべてがわかる本．講談社，東京，2010

関連CQ ☞ CQ 2-4，2-22

（原　広一郎，岩佐　博人）

レベル 2 必要に応じてコンサルテーションも検討

Clinical Question
2-12

▶**あまり食欲がない，と相談されたのですが？**

　食欲が低下している場合，いくつかの要因が考えられます．抗てんかん発作薬（antiseizure medication：ASM）の副作用もその1つです．添付文書および医薬品インタビューフォームによると，食欲減退の副作用はスチリペントール（66.7%），フェンフルラミン（28.7%），ルフィナミド（17.2%）といったDravet症候群やLennox-Gastaut症候群に対する薬剤で高頻度にみられるほか，ゾニサミド（11.0%）をはじめとするほとんどのASMで報告されています．トピラマートは食欲減退の頻度は不明ですが体重減少が21.3%にみられます（表）．

　てんかん発作の症状では，側頭葉てんかんなどで腹部不快感を主とする前兆がよくみられます．強直間代発作の後に頭痛などが残りますが，発作後に食欲不振が遷延することは多くありません．しかし，知的発達症などで症状を訴えることが難しい患者の食欲不振の原因を精査した

表　食欲に関連するASMの副作用

	スチリペントール	フェンフルラミン	ルフィナミド	ゾニサミド	トピラマート
食欲減退	66.7%	28.7%	17.2%	11.0%	—
体重減少	5〜15%未満	5〜15%未満	3〜10%未満	1〜5%未満	21.3%

ら，発作時の頭部打撲が原因の慢性硬膜下血腫がみつかった，という場合もあります．身体疾患や，疼痛，脱水，歯科的問題，味覚・嗅覚障害などの有無についても注意します．

食欲不振の精神・心理的な要因として頻度が高いのは，不安，ストレス，喪失体験やうつ状態です．交感神経優位の状態で消化管機能が抑制されるのがきっかけとなり，次第に視床下部−下垂体−副腎系の働きに影響を与えます．このほか，摂食障害や，食べ物に毒が入っているといった幻覚・妄想状態の際にもみられることがあります．

対応としては，薬剤の副作用の場合，症状出現と投与開始時期，および服用時刻との時間的関連，血中濃度，便通や，頭痛・めまい・ふらつきなどの食欲に関連する身体的症状の有無を確認します．また，てんかん発作の症状や頻度に加えて，発作への不安，さらには生活に関しての不安や心配，気分の落ち込みなどについて確認するとよいでしょう．うつ病などが疑われる場合は，タイミングをみて専門家へのコンサルテーションが望まれます．

文献

- Alexander, F. 原著，赤林　朗ほか訳：心身医学の誕生．中央洋書出版部，東京，1989
- Matorin, A.A., et al.：Clinical manifestation of psychiatric disorders. Kaplan and Sadock's Comprehensive Textbook of Psychiatry, 10th ed（Sadock, B. J. eds）. p.1114-1150, Wolters Kluwer, Philadelphia, 2017
- Patsalos, P.N., et al.：The Epilepsy Prescriber's Guide to Antiepileptic Drugs, 3rd ed. Cambridge University Press, Cambridge, 2018

関連CQ ☞ CQ 2-13，2-14

（原　広一郎，岩佐　博人）

| レベル **1** | 知っていると対応に役立つこと |

Clinical
Question

2-13

▶最近やる気がでない，と相談されたのですが？

　「やる気がでない」と聞くと，うつを連想することが多いと思います．しかし，単なる疲労や気分が乗らないだけのことは誰でもあることですから，このような相談があったからといって，いきなりうつ病と決めつけるわけにはいきません．まずは，やる気がでない具体的な内容を把握することが大切です．仕事にやる気がでないのか，趣味や好きなこともやる気がでないのか，食欲もないのか，など．また，どのくらいの期間，どの程度やる気がでないのか，さらには「このまま生きていても仕方ない」「自分は価値がない」とまで頭をよぎったりするのか，などなど．

　ただ，このような質問を並べ立てて，何かの診断基準に当てはまるか機械的な判断していくことはあまり意味がありません．このような相談をもちかけている患者本人は，多少は「自分がうつ病かもしれない」と思っているかもしれませんし，逆に何気なくふとそのとき感じていた日ごろの疲労感や気分を口にしただけかもしれません．患者の全体的な雰囲気を読みとりながら，少しずつ把握していくことが大切です．抑うつ自体は必ずしも「病的」な感情ではないので，よほど切迫した状態（ゆとりのない不安焦燥が強い，自殺念慮を匂わす言動がある，など）でなければ，まずは患者の話を受けとめ，「きちんと治療した方がよいかどうか」を判断するため，セルフコントロール（休養，気分転換など）を

促しながら，２週間程度様子をみることを提案するのがよいかと思います．軽症のうつ病はそれだけでも軽快する場合があります．

　てんかんに併存する「うつ」では，いわゆる内因性の「うつ病」とはニュアンスが異なる病状がみられることもありますし[1〜3]，抗てんかん発作薬（antiseizure medication：ASM）の副反応で「抑うつ」症状が出ることがあります．よって，てんかん患者の「やる気がでない」という訴えは，てんかんと精神医学的側面の双方からの視点で判断すべきです．症状が持続する場合は念のため精神面での専門的な判断を受けることを考慮すべきでしょう．

文献

1)　岩佐博人編著：てんかん臨床に向きあうためのシナリオ．新興医学出版社，東京，2021.

2)　Kanner, A. M.：Depression and epilepsy：a bidirectional relation？ Epilepsia, 52（Suppl 1）；21-27, 2011

3)　Strzelczyk, A., et al.：Psychobehavioural and cognitive adverse events of anti-seizure medications for the treatment of developmental and epileptic encephalopathies. CNS Drugs, 36(10)；1079-1111, 2022

関連CQ ☞ CQ 2-12, 2-14 〜 2-18

（岩佐　博人）

| レベル | 1 | 知っていると対応に役立つこと |

Clinical Question 2-14

▶生きている意味を
感じなくなってきた,
と相談された
のですが?

　治療者が想像しているよりもはるかに多くの患者が自殺念慮を抱いた
経験をもっています. とくに, うつ状態が重くなるとほぼ全員が自殺に
ついて考えているといっても過言ではありません.「生きている意味が
ない」「消えたい」といった言葉が出たときに自殺の意図について尋ねる
と, かえって刺激して自殺行動を誘発するのではないか, と心配になる
かもしれませんが, 実際にはきちんと自殺念慮について尋ねることで,
患者は, 相手が自分の苦しみの大きさを理解してくれたと安堵すること
が多いものです. 例えば「楽しめない」「自分を責めてしまう」といっ
たときには「それだけつらいと, 死んでしまいたいと思うことはありま
せんか」と尋ね, つらい症状についてより具体的に確かめていきます.

　その際, 尋ねる治療者側のほうがつい不安になり, 何とか対処しなけ
ればとあせりがちです.「そんな悲観的に考えないで」とか, 明るい雰
囲気で「気分転換しましょう」とアドバイスしたくなりますが, 患者は
疲れきっているのでとても考え直しや気分転換をする余裕がありませ
ん. むしろ「せっかくアドバイスしてくれている人の期待にも応えられ
ない自分はやはりダメだ」とより悪いほうに考えやすいのです. うつ状
態では, 自分自身, 世界, そして未来に関して否定的に考える精神症状
と, 同時に著しい疲労をはじめとする身体症状が出現し, こちらの想像

を超えるレベルの「心も体も動きづらい」状態になっているのです.

　患者の考えを否定したり，変えさせようとしたり，解決しようとアドバイスしたりしないで，まずは傾聴していったん受け止めることが必要です．これは実は簡単なことではないのですが，患者の話を聴きながら一緒に悩み，味方になる（治療関係をつくる）ことができれば，患者は楽になります．これが，患者が行動や物事の捉え方などを自ら変えていく次のプロセスへの大事な基盤となります.

　また，こうした課題は非常に深刻なので治療者1人だけで抱え込まずに他のスタッフと共有し，必要があれば精神科との併診を進め，リスクが高い場合には家族などに協力を要請するなど，治療者側の心理的疲弊にも配慮しながら，患者の安全を確保することが望まれます.

　なお，てんかんでは，発作後にうつ症状がみられることがあります．持続は数時間から1週間以上のこともあり，自殺リスクを伴います．発作間欠期には，不機嫌などの多様な感情症状が突然出現し間欠的に消長するもの（発作間欠期不快気分症）や，うつ病に準ずるもの，また抗てんかん発作薬（antiseizure medication：ASM）の副作用としてうつ症状が出現することもあるので，注意が必要です.

文献
- 羽藤邦利：自殺防止の手引き．金剛出版，東京，2023
- Semple, D., et al.：Oxford Handbook of Psychiatry, 4th ed. Oxford University Press, Oxford, 2019
- 下園壮太ほか：「死にたい」気持ちに寄り添う．金剛出版，東京，2023

関連CQ ☞ CQ 2-13，2-15

（原　広一郎，岩佐　博人）

| レベル **2** | 必要に応じてコンサルテーションも検討 |

Clinical Question
2-15

▶ちょっとしたことで 涙が出る，と 相談されたのですが？

　涙もろい状態は，うつ状態や軽躁・躁状態のときによくみられます．抑うつ状態では，楽しむことやよろこびを感じることが困難となり，不快な出来事に敏感となるため，絶え間ない精神的苦痛を体験するといわれ，その程度は最も深刻な身体的苦痛よりもひどいといわれます．しかし，興味・関心の低下や無気力という症状が加わると，正常な感情を体験することも難しくなり，「泣くこともできない」状態となります．

　近しい人との死別などで生じる悲嘆反応の際にも涙もろくなることがありますが，悲嘆反応の場合は虚無感や喪失感が主で，比較的自尊心が保たれ，故人のことに集中していることが特徴です．抑うつ状態の際にみられる「自分は生きる価値がない」といった自己評価の低下はそれほど目立たないといわれます．

　また，軽躁あるいは躁状態の可能性もあります．軽躁，躁状態は喜怒哀楽がいつもより激しくなり，悲しんでいたのに他の話題になると急にケロッと気分が変わるといった形でよく現れます．

　さらに涙もろさは，レベチラセタム，ペランパネルなど抗てんかん発作薬（antiseizure medication：ASM）の副作用や発作関連の症状として出現することもあります．ASMの副反応の場合は服薬歴と関連しますので，詳細な服薬歴の把握が重要です．ちなみにレベチラセタムは服

用量とは関係なく抑うつ症状が出現することがあります.

　焦点発作の症状,または焦点意識減損発作の前兆としてうつ症状がみられる場合は毎回定型的で,その前の状況や脈略と関連なく出現するのが特徴です.泣き発作(dacrystic seizures)の形を呈することもあり,やはり直前の状況と関連なく,悲しみの感情を欠きます.発作後うつ状態では,症状が遷延し重篤化することがあるため,注意が必要です.発作後精神病の際には,躁状態を伴うことがあります.いわゆるてんかん性精神病の一型である交代性精神病として抑うつ症状が出現する場合もあります[1].

　以上のように涙もろいからといって必ずしもいわゆる典型的な「うつ病」とはかぎりませんので,精神病理学的な差異を検討するためにも可能な限り精神科との併診が望まれます.

文献

1) 岩佐博人ほか:てんかんに併存する精神症状とその対応.BRAIN and NERVE, 70:1005-1016, 2018
・ Akiskal, E.S.:Mood disorders:clinical features. Kaplan and Sadock's Comprehensive Textbook of Psychiatry, 10th ed(Sadock, B. J., et al. eds). Wolters Kluwer, Philadelphia, p.1630-1660, 2017
・ Leeman-Markowski, B. A., et al.:Psychiatric comorbidity of Epilepsy. Wyllie's Treatment of Epilepsy, 7th ed(Wyllie, E. ed). Wolters Kluwer, Philadelphia, p.1064-1077, 2020

関連CQ ☞ CQ 2-13,2-14,2-16

（原　広一郎,岩佐　博人）

| レベル **2** | 必要に応じてコンサルテーションも検討 |

Clinical Question

2-16

▶気分の浮き沈みが激しい，と相談されたのですが？

　気分とは，ある程度の持続性がある感情を指します．どんな人でも気分の浮き沈みはありますが，なかには気分の波が大きく出やすい人がいます．気分の波によって著しい苦痛を生じたり，社会生活や職業などの生活の重要な場面で支障をきたすほど重症になると，精神科での治療の対象になります．

　気分障害の代表は双極症（双極性障害）です．躁うつ病とも呼ばれ，躁状態とうつ状態の両方を経験している場合を指します．

　躁の典型的な症状は，気分爽快になったり，怒りっぽくなったりと気分がコロコロ変わる，偉くなった感じがする，色々なアイディアが次々に浮かんで，あちこち目移りし，眠らなくても平気，活動性が増し，何でもできそうに感じ，気前がよくなり大金を使ってしまうなどです．躁状態のときには，本人は絶好調と感じて具合が悪いとは思いませんから，周囲の人しか異常に気づけません．本人に受診をすすめる際には，「最近，前と違って働き詰めで夜もあまり寝てないようだから，体を壊すんじゃないかと心配です」といった過労に配慮するようなスタンスが比較的受け入れてもらいやすいです．診察時には家族など客観的な状況がわかる方に同席していただきます．症状の進み方は雪崩のように速いので，周囲が意を決して早く病院に連れていかないと社会的信頼を一気

に失い取り返しのつかない事態になることもあります．入院するほどではないレベルは「軽躁状態」といいますが，放置すると悪化することがあります．本人には，いつもより活動的か，アイデアがよく浮かぶかなど，行動・思考面での活発化を訊くのがコツです．

うつ状態のときには1日中ほとんど憂うつで，沈んだ気持ちになる，ほとんどのことに興味を失い，普段なら楽しくやれていたことも楽しめなくなる，というのが典型的な症状です．こういった症状が2週間以上毎日続いたら，病的なレベルです．うつ状態のときには，本人から訴えがなくても，死にたい気持ちがほとんどの方にあると考えた方がよいでしょう．

双極症の初発症状が躁かうつかは，およそ半々といわれています．はじめにうつ状態を訴える患者をうつ病と考えて治療していたら，その後躁症状が出てきて，双極症と診断を変更することはよくあります．精神科ではうつの症状がある患者には必ず軽躁，躁状態の既応を確かめます．診断基準を満たさないレベルでも何らかの気分の波を示すエピソードがあれば，双極症の可能性を念頭に置きながら注意深く経過をみます．また，双極症以外でも，不安症，注意欠如多動症，パーソナリティ症など他の疾患でも似た病状を呈することがあります．精神科医でも「気分の浮き沈み」は見極めが難しい病像です．

うつ症状が強い，あるいは躁症状がみられる場合は，患者の同意を得たうえで，精神科への紹介をおすすめします．

文献
- 加藤忠史：双極性障害，第3版. 医学書院，東京，2019
- 日本うつ病学会双極性障害委員会：双極性障害（躁うつ病）とつきあうために. (https://www.secretariat.ne.jp/jsmd/gakkai/shiryo/data/bd_kaisetsu_ver10-20210324.pdf)（参照 2023/10/10)

関連CQ ☞ CQ 2-4，2-15

（原　広一郎）

| レベル **2** | 必要に応じてコンサルテーションも検討 |

Clinical Question 2-17

▶抗うつ薬を使うときの注意点はありますか？

　うつ病の治療では，まず①支持的精神療法（非指示的，受容的態度で傾聴し，「こんな大変な状況であれば，このような感情をいだくことも無理もない」という「妥当性の承認」を伝えるなど共感的な対応を行う），②心理教育（治療について理解してもらい，患者が好ましい対処行動をとれるようにする）であり，次いで抗うつ薬などの薬物療法を検討します[1].

　抗うつ薬は，中等度以上のうつ病に対して効果を示すエビデンスがあり，重要な治療法の1つです．一方で，軽症うつ病に対してはメタ解析でプラセボとの有意差があるかどうか結論が出ていません．また，米国の大規模研究[2]によれば，外来うつ病患者の薬物療法による48〜60週間での累積寛解率は67％程度でした．このように，うつ病の治療は薬物療法だけではなく，周囲のサポートを受け入れる，生活上の工夫，段階的なリハビリなど非薬物療法が欠かせません．

　抗うつ薬を開始する場合はてんかんをもつ人の場合，選択的セロトニン再取り込み阻害薬（selective serotonin reuptake inhibitor：SSRI）が第一選択です[3].当初は嘔気などの消化器症状が一過性にでることがあるので，あらかじめ説明しておくとよいでしょう．漸増しながら，十分量を十分な期間服用することが基本です．SSRI，セロトニン・ノルアドレナリ

ン再取り込み阻害薬（serotonin noradrenaline reuptake inhibitor：SNRI），ミルタザピンは発作閾値への影響が軽微ですので，その点で処方を躊躇する必要はありません．

　抗うつ薬は気持ちを持ち上げる作用がバランスよく発揮されないとアクチベーションと呼ばれる副作用が主に投与開始あるいは増量後に出現することがあります．具体的には不安，焦燥，パニック発作，不眠，易刺激性，敵意，攻撃性，衝動性，アカシジア，軽躁，躁などの症状で，うつの悪化や自殺企図，他害行為などのリスクが高まります[4]．特に24歳以下の若年患者や，CQ2-16で述べた双極症，うつ病に神経発達症を含む他の精神疾患やパーソナリティ症が合併している場合に出やすくなるので，注意が必要です．また，投与中に軽躁・躁状態がみられないかどうか確認します．双極症では抗うつ薬で躁転をきたすおそれがあるため，抗うつ薬の投与は推奨されていません．

　また，抗うつ薬は急に中止するとふらつき，めまい，不安，頭痛などの症状が出現することがありますので，漸減が基本です．投与開始時には，患者が自己判断で中止しないよう伝えましょう．

文献

1) 日本うつ病学会：日本うつ病学会治療ガイドライン II. うつ病(DSM-5)／大うつ病性障害 2016. (https://www.secretariat.ne.jp/jsmd/iinkai/katsudou/data/20190724-02.pdf)（参照 2023/10/10）

2) Rush, A. J., et al.：Acute and longer-term outcomes in depressed outpatients requiring one or several treatment steps：a STAR*D report. Am J Psychiatry, 163(11)；1905-1917, 2006

3) Mula, M., et al.：ILAE clinical practice guidelines for the treatment of depression in adults with epilepsy. (https://www.ilae.org/files/dmfile/Draft-Treatment-of-depression-in-adults-with-epilepsy-Oct-2020.pdf)（参照 2023/10/10）

4) 日本うつ病学会抗うつ薬の適正使用に関する委員会：SSRI/SNRI を中心とした抗うつ薬適正使用に関する提言. (https://www.secretariat.ne.jp/jsmd/iinkai/working/data/antidepressant.pdf)（参照 2023/10/10）

関連CQ 👉 CQ 1-11, 2-16, 2-31

（原　広一郎）

レベル 1 知っていると対応に役立つこと

Clinical Question 2-18

▶眠れない，と 相談されたのですが？

　不眠は非常に苦痛の強い症状です．大したことはないと軽視しないで，まず，しっかり訴えを受けとめることが重要です．てんかんの場合，不眠は発作惹起のリスクを高めることがあるので早く解決したい問題の1つです[1]．一方で睡眠薬，とくにベンゾジアゼピン系は即効性がありますが，一度開始すると投与期間が長くなるほど中止するのが難しいのも事実です．

　不眠症は「睡眠の開始と持続，一定した睡眠時間帯，あるいは眠りの質に繰り返し障害が認められ，眠る時間や機会が適当であるにもかかわらずこうした障害が繰り返し発生して，その結果何らかの昼間の弊害がもたらされる状態」と定義されます[2]．したがって，不眠に対しては，まず睡眠状況（就床，入眠，中途覚醒，覚醒，起床の時間帯，午睡）を聴取し，眠る機会が保たれているか，更に不眠による昼間の弊害（機能低下）を確認します．大事な点は，この昼間の機能改善を治療のゴールとすることです．「主観的な眠りの改善」をゴールにすると，はてしない薬物調整の泥沼にはまるリスクがあります．

　不眠の原因についても聴いておきます．痛み，かゆみ，ストレス因や精神症状（精神疾患），いびきや日中の眠気（睡眠時無呼吸症候群），入眠時の足のむずむず（レストレスレッグス症候群など），夢をみている

ときの大声の寝言や粗大な体動（レム睡眠行動障害など睡眠時随伴症），ほとんど毎日の過度な日中の眠気（ナルコレプシーなど）を大まかに鑑別できれば，（原発性）不眠症ということになります[2]．

対応はまず睡眠衛生指導を行います[3]．その骨子は，定期的な運動，寝室環境の整備，規則正しい食生活，就寝前の注意（水分を摂りすぎない，カフェイン飲料を飲まない，寝酒をしない，喫煙しない，昼間の悩みを寝床にもっていかない）[4]などです．また，不眠症への認知行動療法も有効です．例えば，就床時刻が早すぎて，実際の入眠時刻まで寝床で悶々とするパターンに対しては，眠気が出てから床につくように指導し，睡眠効率（＝睡眠時間／臥床時間）をできるだけ増やすのがよいでしょう．

抗てんかん発作薬（antiseizure medication：ASM）も眠前投与で不眠が改善する場合もあります．以上を試みて不十分な際には，睡眠薬の投与を検討しましょう．

文献

1) Bowersox, S.S., et al.：Seizure modification by sleep deprivation：a possible protein synthesis mechanism. Sleep and Epilepsy (Sterman, M. B., et al. eds). Academic Press, New York, p.91, 1982
2) 米国睡眠学会原著，日本睡眠学会診断分類委員会訳：睡眠障害国際分類，第3版．ライフ・サイエンス，東京，2018
3) 厚生労働科学研究・障害者対策総合研究事業「睡眠薬の適正使用用及び減量・中止のための診療ガイドラインに関する研究班」および日本睡眠学会・睡眠薬使用ガイドライン作成ワーキンググループ編：睡眠薬の適正な使用と休薬のための診療ガイドライン．(https://jssr.jp/files/guideline/suiminyaku-guideline.pdf)（参照 2023/10/10）
4) 厚生労働省健康局：健康づくりのための睡眠指針 2014．(https://www.mhlw.go.jp/file/06-Seisakujouhou-10900000-Kenkoukyoku/ 0000047221.pdf)（参照 2023/10/10）

関連CQ ☞ CQ 2-13, 2-31

（原　広一郎）

| レベル 2 | 必要に応じてコンサルテーションも検討 |

Clinical Question

2-19

▶誰かに嫌がらせされている，という言動があったのですが？

「誰かに嫌がらせされている」という場合，原因は大雑把に分けると，

①相手または環境（実際にひどい環境に置かれている）

②本人あるいは双方（本人あるいは双方の対応が厳しい返答・反応を生んでいる）

③精神症状（幻覚・妄想や気分の変調などが影響している）

の3つとなります．①の場合，時にそこから離れることを含めて環境の調整が必要ですし，②であれば本人の対人関係スキルの問題が主となりますが，③は精神科的治療が必要になるので，急いで対応した方がよいでしょう．

本人の訴えの時期とてんかん発作や抗てんかん発作薬（antiseizure medication：ASM）の調整などとの間に時間的関連や影響があるかチェックしたうえで，以下の点を確認します．

まず嫌がらせの具体的状況を聴きます．訴えの内容の因果関係や本人の心理などが矛盾していたり，まとまりを著しく欠いていたり，客観的に了解しにくいときには，精神症状の可能性が高まります．前からあった問題かも確かめます．今までそういったことをいわないタイプだったのに急にいい出したのであれば，現在の環境あるいは精神状態などに何らかの新しい問題が出現した可能性が高くなります．

次に現在の本人の適応状態を確かめます．「嫌がらせ」が学業や仕事，人付き合いに差し支えていないか，勤怠の状況，本来すべきことがどのくらいできているか．「嫌がらせ」による主観的な苦痛の度合いも合わせて把握します．その他，いつもと違う状態がないか聴いておきます．情緒不安定，落ち込みが強い，希死念慮，あるいはテンションが高い，怒りっぽいといった気分の問題，不眠や食欲の変化などはしばしばみられます．本人からの申告，あるいは診察中に独り言や，不自然なタイミングで急に笑うといった行動がみられたときは幻覚の存在を考慮します．適応の問題や主観的な苦痛が大きい場合，精神症状が示唆される場合などは精神科に紹介しましょう．本人に受診をすすめる際には，「嫌がらせ」による心労と不眠などの諸症状に共感しつつ焦点を当て「こういう状況ですと，どんな人でも神経が参ってしまうので，1度専門家に相談してみるとよいと思います」と話すのもよいでしょう．

文献

- Adachi, N., et al.：Basic treatment principles for psychotic disorders in patients with epilepsy. Epilepsia, 54(Suppl 1)；19-33, 2013
- Kanemoto, K.：Psychotic disorders in epilepsy：do they differ from primary psychosis? Psychiatric and Behavioral Aspects of Epilepsy：Current Perspectives and Mechanisms(Jones, N. C., et al. eds). Springer Nature, Switzerland p.183-208, 2022
- Matorin, A.A., et al.：Clinical manifestation of psychiatric disorders. Kaplan and Sadock's Comprehensive Textbook of Psychiatry, 10th ed(Sadock, B., et al. eds). Wolters Kluwer, Philadelphia, p.1114-1150, 2017

関連CQ CQ 2-21

（原　広一郎）

| レベル | **2** | 必要に応じてコンサルテーションも検討 |

Clinical Question
2-20

▶患者が無口になった，
と家族から相談された
のですが？

　無口になっているのが身体的な問題なのか，精神症状として対応が必要な状態なのか，それとも患者本人の周囲の環境や人間関係に対する反応なのかの鑑別が必要になります．

　まず身体的な要素として，てんかん発作や抗てんかん発作薬（antiseizure medication：ASM）などの影響がないかチェックします．意識減損発作の増加や，薬剤による過鎮静などが原因かもしれません．

　次に無口になったことで生活に大きな支障をきたしていないかを確認します．家族以外にも無口なのか，それによって仕事や学業，本来行うべき役割や人づきあいの大きな障害となっているようだと，精神科での対処が必要になってくるでしょう．

　無口な状態に加えて，気分が落ち込んで活気がなく，何をしても楽しみを感じられず，患者が自分を責めたり，身の置き所がないようなつらさを訴えたりするときには典型的なうつ状態が疑われますし，10歳代〜20歳代でだんだん学業や仕事に身が入らなくなり，次第に家にこもって人づきあいがなくなり，家の外の物音，声や視線に過敏になっているといった状態であれば，統合失調症などの可能性を視野に入れ，鑑別しなければなりません．

　以上の項目にあてはまらず，患者のおかれた環境要因からある程度予

想されうる状態であれば，心因による通常の反応ということになります．ただ，明確な原因がみつからないことも多く，そもそもてんかんを患うこと自体も含め，さまざまなストレスや生きづらさについて，言葉で表現して伝えることは決して簡単ではないことを治療者は知っておき，家族にも理解してもらう必要があります．

　実際の診察の場面では，「ご家族は無口になったと心配されていますが，ご自身としてはいかがですか」と必ず患者本人の思いを尋ね，中立的な姿勢をとるようにします．なかには家族から手紙などで患者のいないところで相談されることもありますが，基本的に治療者と家族だけで共有する話は「隠し事」として患者が敏感に捉えて不信を生みやすいので，状況を見ながらオープンな話題として治療者，患者，家族間で共有していく必要があります．診察室での患者の様子から「最近無口な感じに見えるけど，大丈夫？」「ご家族からご覧になっていかがですか」などと治療者側から両者にさりげなく水を向けるような投げかけも有用でしょう．

文献

1) Matorin, A.A., et al.：Clinical manifestation of psychiatric disorders. Kaplan and Sadock's Comprehensive Textbook of Psychiatry, 10th ed(Sadock, B., et al. eds). Wolters Kluwer, Philadelphia, p.1114-1150, 2017

2) Semple, D., et al.：Oxford Handbook of Psychiatry, 4th ed. Oxford University Press, Oxford, 2019

関連CQ ☞ CQ 2-3, 2-13, 2-14, 2-19

（原　広一郎）

| レベル **2** | 必要に応じてコンサルテーションも検討 |

Clinical Question 2-21

▶幻聴があるようだ，と家族から相談されたのですが？

　幻聴とは「対象なき知覚」，つまり感覚刺激がないのに音の知覚を生じる病的体験と定義されます．精神症（精神病）以外でもさまざまな病態で出現し，健康な人でも，音や光を遮断した環境や，断眠状態によって意味内容のある幻聴が出現することが知られています．

　単純な音，雑音，響きや鳴き声で，とりとめなく意味をもたない幻聴は，てんかんの感覚発作やせん妄，その他の器質疾患で出現します．統合失調症でもごく初期や慢性期にみられます．

　一方，人の声が聞こえる幻聴は統合失調症などの精神症に多く認められますが，自閉スペクトラム症（autism spectrum disorder：ASD），心的外傷後ストレス症（post traumatic stress disorder：PTSD），解離症などでも出現します．

　精神症の場合には，「自分のことを非難している声がする」「自分に命令してくる」など非常に不気味で不安をもたらす体験であることが多く，しかも患者本人は「幻覚」という自覚に乏しいため，外部との接触をいやがって引きこもり，独り言を言ったり，突然誰もいないところに向かって叫んだりといった奇異な行動につながりやすくなります．被害妄想や関係妄想も同時に出現することが多くみられます．幻聴は，患者自身がこれまでにない異常な体験であると感じていることが多く，「あ

る」と答えると「おかしいと思われる」という不安が大きいため問診の際は注意が必要です.「どんな人でも不眠が続いたり,神経がひどく疲れると,周りに誰もいないのに声が聞こえてくることがありますが,そういった体験はありますか」などと,誰でも状況によって起こりうる症状であるという視点で尋ね,本人の抵抗感を小さくする工夫(ノーマライズ)をします.

　てんかんでは,発作のない期間(発作間欠期)に妄想や幻聴などの症状が持続的あるいは反復的に出現する発作間欠期精神病や,大きな発作の直後にみられる発作後精神病,まれに抗てんかん発作薬(antiseizure medication:ASM)の副作用として出現する精神症がしばしばみられます.統合失調症が合併することもあります.発作間欠期精神病や統合失調症では,抗精神病薬による治療が第一選択となります.

　一方,ASD や PTSD の場合は過去のつらい体験,言葉のフラッシュバックが多く,解離症(解離性障害)では内容的には精神症と似ていますが,いずれも患者本人が「幻聴」だとわかっていることが多いのが特徴です.これらの症状を訴えるときにはすでに主治医と治療関係が形成できていることが多いため,いきなり精神科に転科するのではなく,しばらく併診とした方が安全です.

文献

- Adachi, N., et al.：Delusions and Hallucinations. Neuropsychiatric Symptoms of Epilepsy(Mula, M., ed). Springer, New York, 2016
- 濱田秀伯：精神症候学. 弘文堂,東京,1994
- Hécaen, H. ほか原著,濱中淑彦ほか訳：大脳機能と神経心理学. 中央洋書出版部,東京,1989
- 渡邉博幸：統合失調症治療イラストレイテッド. 星和書店,東京,2017
- 安永　浩：分裂病の症状. 現代精神医学体系第10巻A　精神分裂病Ⅰa(懸田克躬ほか責任編集), 中山書店,東京,p.131-178, 1981
- Jaspers, K. 原著,西丸四方訳：精神病理学原論. みすず書房,東京,1971

関連CQ　CQ 2-20

（原　広一郎）

| レベル | **1** | 知っていると対応に役立つこと |

Clinical Question

2-22

▶発作が起こるのが怖い，と相談されたのですが？

　てんかん発作はいつ起こるか予測がつきにくいため，発作が起こることへの不安が生じ，「不安発作」や「パニック発作」様の症状にいたることがあります．しかし不安症状が軽い場合は，患者が「てんかんだから不安なのはやむをえない」と思ってあえて口にしないことも多いため，このような症状で悩んでいる方は臨床現場で治療者が耳にする件数より多い可能性があります．この症状は「発作がいつ起こるか予測できないために引き起こされる不安症状」であり，不安の対象が限定されているので，精神科的には「恐怖症」というカテゴリーになります．こうした患者の訴えは「発作がいつ起こるかわからないので不安だ」という直接的な言葉で表現されることもありますが，「電車に乗るのが怖い」という訴えの場合，電車に乗ること自体や閉鎖空間に対する不安ではなく，「電車のなかで発作が起きると周囲から変な目で見られたり，迷惑をかけたりする」という，「発作恐怖症」[1,2] が根底にある場合があります．このような発作が起こることへの不安が強すぎると，引きこもり気味となって社会生活上支障を来したり，抑うつなどの症状につながる場合もあります．発作出現を患者がどの程度不安に感じているかについては，日頃の診療のなかで治療者は把握しておく必要があります．

　対応としては，精神的（心理的）な症状であることを説明します．そ

のうえで，可能な範囲で当面は症状を誘発するような状況を避ける（回避），頭のなかで数を数え呼吸を整える，気分のよくなることを思い描く，など簡単な認知行動療法的なセルフコントロールを提言します．症状の経過によっては，「不安」になりかけたときに抗不安薬（アルプラゾラムなど）の頓服を考慮してもよいかもしれません[3,4]．

ただし，抑うつ，心因性非てんかん発作（psychogenic nonepileptic seizure：PNES）の併存などが絡んでいたり，発作が起きたときの体験が強いトラウマとなっている場合は，二次的に社会生活への支障が大きくなることがあります．また，一般的な「不安症」と「発作恐怖症」が併存していると，いずれの症状なのか患者自身では判断が困難な場合もあります．

「発作恐怖症」はてんかん発作がなくなれば軽快する可能性が高いので，発作の治療が最優先ですが，発作が消失しにくい難治性てんかんで発作恐怖症が起こりやすいという，悩ましい側面があるのも事実です．また，仮に発作が消失したとしても，トラウマ体験が強いと簡単には癒えず，精神科との併診が必要となることもあります．

文献

1) Berg, A.T., et al.：Psychiatric and behavioral comorbidities in epilepsy：a critical reappraisal. Epilepsia, 58(7)；1123-1130, 2017
2) Weiss, A., et al.：Seizure phobia：a distinct psychiatric disorder among people with epilepsy. Seizure, 2021. 12, 009, 2021.
3) Kerr, M.P., et al.：International consensus clinical practice statements for the treatment of neuropsychiatric conditions associated with epilepsy. Epilepsia, 52 (11)；2133-2138, 2011
4) Kirshnamoothy, E.S., et al.：The classification of neuropsychiatric disorders in epilepsy：a proposal by the ILAE commission on psychobiology of epilepsy. Epilepsy Behav, 10(3)；349-353, 2007

関連CQ CQ 1-28, 1-29, 2-31, 4-3

（岩佐　博人）

| レベル **2** | 必要に応じてコンサルテーションも検討 |

Clinical
Question

2-23

▶自傷行為がある，と 家族から相談されたの ですが？

　自傷とは自殺を目的とせずに自身の身体を傷つける行為を指します が，てんかんで問題となる自傷行為は大きく2つ，知的発達症や自閉ス ペクトラム症（autism spectrum disorder：ASD）に伴うものと，うつ 状態を背景とするものです．

　前者は重度〜最重度知的発達症やASDを併存し，コミュニケーショ ンの障害や感覚過敏などの特性をもつ患者が，その場の環境（物理的環 境，周囲の人，状況など）になじめず不快感を感じ，それを言葉で伝え られないため，非言語的に独特な方法で伝えようとするものの，それで も伝わらず状況が変わらないため嫌悪感，不信感が募り，攻撃性が自分 に向かい，自傷にいたるという図式が想定されています[1]．指の皮を剥 く，頭を叩いたり壁に何度もぶつけたりする，激しく足で床を踏みなら すなどさまざまで，怪我にいたることも少なくありません．対処として は，まず問題行動が出現する前後の状況をよく観察し，その背景を把 握，分析することから始めます．そのうえで状況と背景を踏まえた環境 調整と，より望ましい代替行動を学習できるよう促していくことが有効 です．薬物療法の効果は限定的です．

　後者のうつ状態を背景とする場合はリストカットが代表的で，直接的 な自殺企図というより，自責感などのつらい気持ちをおさめる目的で行

われることが少なくありません．しかし自傷が繰り返されるとその後の自殺リスクが著しく高まることがあります．双極症や，過去に心的外傷体験をもつケースに多く，自尊感情と感情コントロール力の両方が低下しているときにストレスがかかると，攻撃性を自己に向けてその場をなんとかおさめるというモデルが考えられています[2]．周囲の注意を引くための行動と解されて，自傷行為を叱り，禁止するなどと厳しい対処がなされると一層，自尊感情をもちづらくなり，かえって状態が悪化することが少なくありません．このため対応の一例としては，自傷をストレス対処法（コーピング）として捉え，批判せずにいったん受けとめつつ，「より健康的な対処法」のレパートリーを増やしながら自分自身の問題に取り組んでいく認知行動療法的な方法などが行われるようになっています[3]．

　なお，背景に自殺念慮があるかどうかは，「TALKの原則」（tell：誠実な態度で話しかける，ask：自殺についてはっきり尋ねる，listen：相手の訴えを傾聴する，keep safe：安全を確保する）などをもとに慎重な対応が必要です[4]．場合によっては専門家（精神科等）へつなぐことを検討しましょう．

文献

1) Volkmar, F.R., et al. eds：Handbook of Autism and Pervasive Developmental disorders, 3rd ed. John Wiley and Sons, New York, 2005
2) 松本俊彦：自傷行為の理解と援助—「故意に自分の健康を害する」若者たち—．日本評論社　東京，2009
3) 山上敏子：方法としての行動療法．金剛出版，東京，2007
4) 松下正明監．齋藤正彦編：地域精神医療 リエゾン精神医療 精神科救急医療，講座精神疾患の臨床7．中山書店，東京，2022
・ Livingworks：safeTALK: suicide alertness for everyone（https://legacy.livingworks.net/assets/Public/safeTALK-info-sheet.pdf）（参照 2024/11/8）

関連CQ ☞ CQ 1-28, 2-14, 2-20

（原　広一郎）

レベル **3** コンサルテーションを推奨

Clinical Question

2-24

▶**パニックを起こして
暴れる，と家族から
相談されたのですが？**

　突然混乱して不穏になる，という状態はさまざまな状況で起こります．てんかん関連では，発作後のもうろう状態や，発作後精神病に伴う精神運動興奮などが挙げられます．後者はしばしば精神科救急の対象となります．

　非器質的な精神症状のパニックとしては，自閉スペクトラム症（autism spectrum disorder：ASD）や重度～最重度知的発達症を併存しているケースで多く認められます．いつもの予定と違う想定外の事態が生じた際に，不安，緊張が著しく高まって混乱し，言葉でうまく伝えられず，適切なやり方がわからなくなります．行動で自分の気持ちを表しますが，その際に他人を叩く，物を壊す，大泣きや奇声をあげる，自分の体を叩く，食べられないものを口に入れる，危険につながる飛び出しなどといった行動に及ぶことがあります．また，事態が改善されないと，不快な事態に対する不適切な対処を誤って学習してしまい，こういった行動がエスカレートすることがあります．これらが高い頻度で継続的に発生し，特別に配慮された支援が必要な状態を「強度行動障害」と呼びます．10歳代後半に顕在化しやすく，対処は環境調整がメインになります．本人の特性を十分に理解したうえで，リラックスできる，強い刺激を避け構造化された環境を整備します．自宅および施設などで日課と

生活スケジュールを決め，安心して参加でき，自尊心をもちながら1人でできる活動を，関係各所の連携のもと進めていくことになります．すでに学校（多くは特別支援学校）を卒業していれば，利用している障害者支援施設，グループホーム，さらには地域生活支援センター，基幹相談支援センター（市町村），発達障害者支援センター（都道府県・指定都市）などと協力していきます．

なお，環境調整で対応できないほど状況が重篤な場合は，精神科の外来で鎮静を目的に向精神薬を処方することや，緊急を要する場合には入院治療を行うこともあります．ただし基本的に対症療法にすぎず，入院という環境変化でかえって落ちつかなくなることも多いので，期間を限定して，入院中に急いで退院後の利用サービス調整を行うことになります．

一方で，パニック症の患者には，「わけがわからなくなって暴れてしまったらどうしよう」と心配されることが少なくありません．しかしパニック症のパニック発作の場合は，実際には恐怖のあまり動けなくなることが多く，過呼吸が生じることはありますが，興奮して暴れることはほとんどありません．ただ，パニック発作そのものはQOLを大きく損ねますので，精神科へのコンサルテーションが望ましいでしょう．

文献

- 會田千重編：多職種チームで行う強度行動障害のある人への医療的アプローチ．中央法規出版，東京，2020
- 国立障害者リハビリテーションセンター発達障害情報・支援センター：強度行動障害支援者研修資料．（http://www.rehab.go.jp/ddis/data/material/strength_behavior/）（参照 2023/2/27）
- 山上敏子：方法としての行動療法．金剛出版，東京，2007

関連CQ ☞ CQ 2-21，2-31

（原　広一郎）

レベル 1 知っていると対応に役立つこと

Clinical Question

2-25

▶心因性非てんかん発作の診断はどう伝えるのがよいですか？

　心因性非てんかん発作（psychogenic nonepileptic seizure：PNES）という課題が浮上するきっかけは、「てんかんなのかどうか」を精査する必要がある場合が大半でしょう[1]。精査の結果「てんかんではない」可能性が高いことが判明すると、その途端に、治療者側の心情として、本筋の病態ではないという意識が付きまとうこともあると思います。そうなると、悪気はなくとも症状や患者に対しての言動に「てんかんではないから大したことない」「そんなに気にしなくてもいい」といったような、いわばネガティブなニュアンスが漂いかねません[2]。診断する側は診断名への先入観によって治療者自身の気持ちが左右される場合もあることに留意が必要です。診断名を告げられる患者としては、てんかんかもしれないと思っていたのに、「こころ（気持ち）の問題だから、ちゃんとした脳の病気ではない」「そんなに深刻に考えなくていい」といわれ、「きちんと治療してもらえないのでは」といった自分を拒絶されているような印象さえもつかもしれません。

　PNES という診断名を伝えることは、「てんかんという病かもしれない」、ということで保たれていたアイデンティティが揺らぐことでもあります。そうした視点からいえば、PNES への対応は「てんかんかもしれないという思いを抱くことで安定していた自我」を「てんかんではな

い自我」へと導く作業でもあるともいえます．しかし，PNESのイメージは，患者にとっても輪郭がわかりにくく，そのためアイデンティティの揺らぎを複雑にしてしまう場合もあります．また．PNESは近親者にもつかみにくい，あるいはつかめたとしても，周囲の対応が無意識のうちについつい「詐病」を扱うようなスタンスになってしまうことも注意が必要です．これらの要因は患者の予後にも大きな影響を与えます．また，心の病だからといって心理的な原因探しを強行したり，特定の心理的要因が原因だと断定したりすることも避けなければなりません[3,4]．「原因」が特定できないことも珍しくありません．

また，具体的な対応としては，「心の病」だから身体科では診られないなどの理由で，いきなり精神科での診療をすすめるような言い方は避けるべきです．

以上のことを踏まえたうえで，患者への説明としては「あなたの症状は脳の機能のバランスが崩れて起こる，てんかんではない可能性があるようです．でも，ストレスや心理面での疲れの影響もありそうなので，しばらくは無理ないペースで過ごす工夫をしながら様子をみていきましょう」というような伝え方も一案でしょう．

文献

1) LaFrance Jr, W.C., et al.：Minimum requirements for the diagnosis of psychogenic nonepileptic seizures：a staged approach：a report from the International League Against Epilepsy Nonepileptic Seizures Task Force. Epilepsia, 54(11)：2005-2018, 2013
2) 日本神経学会監，「てんかん診療ガイドライン」作成委員会編：てんかん診療ガイドライン 2018. 医学書院，東京，2018
3) 岩佐博人ほか：てんかんに併存する精神症状とその対応．BRAIN and NERVE, 70(9)：1005-1016, 2018
4) 岩佐博人：自身の証としての心因性非てんかん性発作．てんかんの診かた（兼子直編著）．新興医学出版社，東京，2016

関連CQ ☞ CQ 1-1, 2-5, 2-26, 2-32

（岩佐　博人）

レベル 1 知っていると対応に役立つこと

Clinical Question 2-26

▶心因性非てんかん発作
の診療は
何科が行うのが
よいですか？

　心因性非てんかん発作（psychogenic nonepileptic seizure：PNES）はてんかんではなく，心の問題である，ゆえに精神科が診療するのがよい，といいたいところですが，実際はそう割り切れない面もあります．PNES 自体の定義や診断のポイントは他の文献[1~3]に詳しいのでここでは省略しますが，治療者側の気持ちのなかに「てんかんは（きちんとした）病気であり，PNES は本当のてんかんではない（身体科が扱う病気ではない）ので診療の対象外」というような拒絶的な思いがくすぶる場合が多いのではないでしょうか．その結果「あなたは，脳の病気やてんかんではありません．精神的なストレスなどが原因で起こる身体の症状ですから精神科に相談しましょう」という流れが自然なように思われるかもしれません．

　しかし，仮にあたかも「これこそが原因」のように思われる心理社会的なエピソードがあったとしても，それが単一の PNES の原因だと断定しうるほど単純ではありません．また，てんかんと PNES が合併したり，一度精査した結果 PNES と診断されたケースでも再度の精査によって実はてんかんだった，というケースもあります．よって，はっきりした「心因」がみえても，みえなくても，ある程度長期間フォローしないと PNES だと断言できない場合もあります．また，PNES は心理

面での病態が関連していても，患者自身はそれを意識していないことも多く，てんかん以上に受容しにくい側面があるともいえます．このような前提で考えれば，「心理的な問題だから」という理由で，いきなり転科（精神科主体）を強いることは，患者自身が PNES という「病態」を受けとめきれないままだと，抵抗感や「見捨てられ感」が生じ，症状が不安定になったり悪化したりすることもあります．また，その後の良好な患者–医師関係を築きにくくなる懸念もあります[4]．

　以上のような理由から，PNES の可能性がある場合は，当面の間は診療当初からの主治医（何科であろうと患者の「拠り所」である）の診療を維持したまま，患者自身の受容度を見計らいながら，精神医学・心理学の専門家との併診を企図していくことが必要です[5]．しかし，どのような診療構造が望ましいかはケースによっても異なりますので，可能ならば精神医学・心理学の専門家を交えての具体的な対応策を協議する場を設けることをおすすめします．

文献

1) LaFrance Jr, W.C., et al.：Minimum requirements for the diagnosis of psychogenic nonepileptic seizures：a staged approach：a report from the International　League Against Epilepsy Nonepileptic Seizures Task Force. Epilepsia, 54(11)：2005–2018, 2013

2) 岩佐博人ほか：てんかんに併存する精神症状とその対応．BRAIN and NERVE, 70(9)：1005-1016, 2018

3) 日本神経学会監，「てんかん診療ガイドライン」作成委員会編：てんかん診療ガイドライン 2018．医学書院，東京，2018

4) 岩佐博人ほか：心因性非てんかん性発作(PNES)診断には精神医学的視点が必須である．厚生労働省令和 5 年度障害者総合福祉推進事業報告書 てんかん診療拠点病院等における心因性非てんかん性発作等の実態把握．聖マリアンナ医科大学，神奈川，2024(http://kanagawa-epilepsycenter.com/_src/12361/_H1_P001-120_H4_240408.pdf?v=1714569271895)(参照 2024/09/05)

5) Kanemoto, K：Coping With Psychiatric Issues in Patients with Epilepsy. Independently published, 2023

関連CQ 🖝 CQ 2-5, 2-25, 2-32, 4-3, 4-7

（岩佐　博人）

| レベル 3 | コンサルテーションを推奨 |

Clinical Question 2-27

▶話が通じにくい，言葉が頭に浮かばないようだ，と相談されたのですが？

　対話に関する相談は「コミュニケーション」に関わる事項として大きくくくることもできますが，高次脳機能という視点でみていくと，根底にある課題や対応の指針がより詳細につかめる場合があります．

　例えば，話が通じにくい，という課題は，「記憶機能」が関係している可能性がありますが，特に聴覚的把持力（聞いたことを数秒保持する機能）やワーキングメモリ機能（一時的に記憶した物事を操作する作業台のようなもの）が低下している可能性などが考えられます[1,2]．これらの機能が障害されていると，長い話の最初の一部分しか覚えていなかったり，たくさんのことを1度に言われて混乱してしまったりすることがあります．聴覚的把持力や言語処理速度が低下していると，相手の話し言葉は即時に消えていってしまい，日常のやりとりがうまくいかず，二次的に対人関係にも影響しかねません．そのため，友人との喧嘩や教師の指示に従えないといった事態につながりかねません[3]．

　また，「あー，あれなんていうんだっけ」といったような言葉が浮かばない（思い出せない）症状は，言語障害学的な表現でいう喚語困難の可能性があります．これは，脳のBroca野・角回・左側後頭葉後下部いずれかの部分に何らかの問題があり，単語を引き出す機能が障害されている場合に起こるとされています[4]．

126

あるいは「すぐに返答ができない」場合は，言われたことを理解し，それに対して自分の言葉で返す機能に支障があり，単純な喚語困難ではなく，言われた言葉を理解して，自分の考えを脳で構築するという，より複雑な過程が絡んでいる可能性もあります．いわゆる失語症より微細な言語障害といえますが，学習や仕事などに大きな支障を生じるので患者の日常生活への影響は深刻です．この症状は優位半球（言語中枢がある側）の問題によって起きる場合が多いですが，非優位半球でも，話題を維持できない，会話のキャッチボールができない，などの「対話障害」が起こることが指摘されています[5]．

ここで述べた課題は，日常生活や対人関係に大きな不利益を生じる場合がありますので，大雑把な捉え方で片付けずに，慎重に正しく評価することが大切です．また，言語聴覚士（ST）等によるリハビリテーションによって改善する可能性もある症状なので，専門家と連携することをおすすめします．

文献

1) 大槻美佳：伝導失語の診断．伝導失語（高次脳機能障害学会教育・研修委員会編）．新興医学出版社，東京，p.3-24，2012
2) 山鳥　重：記憶の神経心理学．医学書院，東京，p.6-10，2002
3) 湯澤正通ほか編著：ワーキングメモリと教育．北大路書房，京都，2014
4) 大槻美佳：言語機能の局在地図．高次脳機能研究，27(3)；231-243，2007
5) 市川　勝ほか：右大脳半球損傷患者における談話特徴と認知機能の関係性の検討．高次脳機能研究，29(1)；49-59，2009

関連CQ ☞ CQ 1-4，2-20，2-28

（益子紗緒里，岩佐　博人）

レベル 3 コンサルテーションを推奨

Clinical
Question
2-28

▶**読むのが遅い，字が汚い，と家族から相談されたのですが？**

　知的な問題がなくても，読むのが遅い，字が汚い，漢字を覚えにくいなど，読むこと書くことに問題を生じることがあります．そのような場合，学習障害の1つのタイプである発達性読み書き障害（発達性ディスレクシア）とよばれる病態を考える必要があります[1]．

　発達性読み書き障害は神経生物学的原因に起因し，音韻能力や視覚認知能力などが障害され，文字の読みにくさや書きにくさが出現します．日本語の文字はひらがな，カタカナ，漢字，ローマ字とさまざまな表記方法があり，音と文字の関係が複雑なため，かなよりも漢字のほうが障害が現れやすくなります．例えば，ひらがなの「き」は"き"としか読めませんが，漢字の「木」は"き/こ/もく/ぼく"などと読み方が多様なため，前後の文脈から適切な読み方を推定しなければならず，それができないと結局「読めない」ことになります．

　実生活上，口頭でのやりとりでは問題がないように思えても，本の音読や漢字テストで成績低下が見られる場合があります．小学生の約8％にこの症状をもつ児童がいると報告されていますが[2]，人によって文字が歪んで見える，文字を書き写せないなど症状が多彩であり，そのため発達性読み書き障害に気づかれないまま，患者本人が「怠惰で努力が足りない」と評価されてしまうことがあり，そのことが心理的負担となっ

て不登校など二次的障害につながる可能性があります[2].

　「読むのが遅い・字が汚い」ことは学校での成績に影響が出るだけではなく，日常面での支障も少なくないため，患児本人の劣等感や家族の心配が大きくなってしまう懸念があります．よくある相談だからと軽く見過ごさないことです．

　てんかんをもつ就学児童でこのような訴えがあった場合は，言語聴覚士（ST）などによる対応を検討し，発達性読み書き障害を念頭に置いた検査による丁寧な分析を行い，総合的な視点からの支援策を検討することをおすすめします．

文献
1)　春原則子, 宇野　彰：発達性 dyslexia（発達性読み書き障害）. 日本音響学会誌, 63(7)；375-379, 2007
2)　宇野　彰：発達性読み書き障害. 高次脳機能研究, 36(2)；170-176, 2016

関連CQ 👉 CQ 1-4, 2-7, 2-27

（益子紗緒里，岩佐　博人）

レベル 2 必要に応じてコンサルテーションも検討

Clinical Question 2-29

▶記憶力が落ちた，と患者（または家族）から相談されたのですが？

　記憶には「記銘し保持し，必要なときに想起する」要素がありますが，てんかん臨床でも大事な課題です．また，てんかん自体の病態が関与していることもあれば，治療で服用している薬剤の副反応，心理面や精神医学的な併存症等が関与している場合もあるので，まずは総合的な視点から「記憶障害」の内容や程度を評価することが肝要です．

　記憶障害といってもさまざまな側面があり，全般的な注意機能，言語機能，視知覚認知機能などが関連しますので，記憶力そのものの低下なのか，記憶力自体ではなく関連する機能の問題なのか，その両者が関連しているかなども判断する必要があります．

　対応としては，症状出現の早期よりメモリーノートを利用するなど記憶障害の「代償手段」の活用に重点が置かれます．なお，こうした記憶障害に関係する病態が疑われる場合，患者本人が言葉にできる内容の時系列や関係性が不明確になります．そうすると聞く側は「何を言っているのかわかりにくい」「適当なことを言っているのでは」「話がまとまらない」などの印象を受けてしまい，患者が神経発達症（発達障害）をもっているような対応をしてしまいがちです．患者自身は懸命に自分の話を伝えたいと思っているのに，まともに耳を傾けてもらえないという落胆や焦燥感を感じたりします．また，記憶障害に限らず高次脳機能に

関する障害は，直接的に感情機能には影響しないことが多いですが，患者が本来の自分の能力を発揮できないことへの羞恥心が増したり，獲得されていた能力の喪失感などとあいまって二次的に抑うつ的になったり，対人関係がうまく培えなくなったりします．さらに，こうした患者の心理面でのつらさもまた患者本人にはうまく表現できず，自尊感情さえ低下してしまうという負の連鎖が起こりうることを治療者は忘れてはなりません．

　診断治療を担う側は，機械的に診断を進めるのではなく，患者が自身の「症状」のために抱いている「気持ち」にこそ十分で繊細な配慮が必要です．そして，必要に応じて各専門職〔言語聴覚士（ST），心理士，精神科医等〕との密接な連携支援が大切です．また，実生活や社会生活面での長期的支援のためには精神保健福祉士（mental health social worker：MHSW, 旧称 psychiatric social worker：PSW），社会福祉士（SW）との連携も考慮する必要があるでしょう．

文献
- 石合純夫：高次脳機能障害学，第 3 版．医歯薬出版，東京，2022
- 藤井俊勝：記憶障害．脳血管障害と神経心理学，第 2 版（平山惠造ほか編）．医学書院，東京，2013
- 平山和美編著：高次脳機能障害の理解と診察．中外医学社，東京，2017

関連CQ ☞ CQ 1-4, 2-27, 2-28, 4-3

（益子紗緒里，岩佐　博人）

レベル 2 必要に応じてコンサルテーションも検討

Clinical Question
2-30

▶性格の影響と思われる問題についてはどうしたらよいですか？

　多くの場合に「性格」という課題が浮かぶのは，患者の言動や行動によって治療や日常生活面での「困った」事態が生じている場合が多いのではないでしょうか．「てんかんと性格」の関係については特定のてんかんでは（側頭葉てんかんや若年ミオクロニーてんかんなど），ある程度特徴的な性格傾向があることを示唆する見解もありますが[1~3]，不明な部分も多く残っています．そうしたことを踏まえたうえで，ここではてんかん臨床における一般的な対応について考えてみたいと思います．

　まずは，てんかん臨床の現場で「性格」の問題を感じるのは，「いろいろ面倒なことが多い困った患者」への対応を考える際でしょう．そのような際には，漠然と「性格」の問題と決めつけずに，①てんかんあるいは併存する「病気」の症状や薬の副作用に起因するのか，②患者や家族の自覚はあるのか，③具体的にどのようなことで困るのか，などについてある程度整理してみることが先決でしょう．そのうえで，具体的に対応できそうなことがあるかどうかを検討します．とりあえず大まかな目安として，「気分の変動」や易怒性，衝動性など行動上の問題などが持続的に日常生活上の困難さと関連している場合にはとりあえず「性格の問題」として捉え，比較的短期間の精神的・行動学的徴候は何らかの「精神症状」として捉えると具体的な対処を画策しやすいかと思います．

もっとも，同じ1人の人間のなかでそんなにきっちりと「病気」と「性格」を分けて対応するのは困難でしょう．実際の症状や患者本人や周囲が何に困っているのか，などを把握して実践的な方策を画策することの方が現実的です．その際，本人が「困っている」自覚がある場合は，患者自身に自分の心理的・行動的な特徴を説明して自覚してもらい，自ら意識して注意してもらうような心理教育的働きかけを積極的に試みる場合もあります[4,5]．ただし，それは「性格を治す」ことではなく，仮に「性格」の問題があったとしても，そのことで患者自身が損をしたり周りに迷惑がかかったりすることを最小限にするためのセルフコントロールを促すといった働きかけです．

そもそも「性格」とは何かというテーマについては複雑な要因があるので，対応が画一的にはいかないことも多いです．しかし，対処の方針は主治医を中心としたチームで共有し，一貫性をもった姿勢を維持することが大切ですので，精神科や心理の専門家を含む連携診療が望ましいでしょう．

文献

1) Bear, D.M.：Temporal lobe epilepsy：a syndrome of sensory：limbic hyperconnection. Cortex, 15(3)；357-384, 1979
2) 原　広一郎：Geschwind 症候群．精神科治療学，37, 661-665, 2022
3) 岩佐博人ほか：てんかんのパーソナリティ特性．別冊日本臨牀，神経症症候群，第2版．5C2-507, 2014
4) 岩佐博人：「てんかん性格」と入院治療における課題．精神科治療学，37(6)；629-635，2022
5) 木村　敏：てんかんの存在構造．てんかんの人間学(木村　敏編)．東京大学出版会，東京，p.59-100, 1980

関連CQ 👉 CQ 4-3

（岩佐　博人）

| レベル **2** | 必要に応じてコンサルテーションも検討 |

Clinical Question 2-31

▶抗精神病薬, 抗不安薬など 精神科の治療薬を 使う際のコツは ありますか?

　抗精神病薬, 抗不安薬, 抗うつ薬などに代表される向精神薬は作用の強い薬剤ですが, 精神疾患を完治させる薬剤はまだみつかっておらず, 抗てんかん発作薬（antiseizure medication：ASM）同様, 対症療法として使用されます. こうした背景から, 精神科薬物療法は単独ではなく, 必ず心理・社会的療法や休養・環境調整と組み合わせて行われます.

　薬物療法を開始するときには, 診断, 身体合併症を含む症状評価, 家庭や職場などの適応評価を行ったうえで, どの症状を治療対象にするのか決めることが大事です[1]. その際, 期待できる薬効, 薬物の選択や投与法に加えて, 治療効果をいかに客観的に評価して患者へフィードバックしていくかについても考える必要があります.

　薬物療法の説明も重要です. 標準的に推奨されている治療として, 既存のガイドラインを説明の根拠とすることは有用です. 患者が服薬を拒否する場合などは, 薬物療法を行わなければどうなるか, その場合どのような治療選択肢があるかを示します[1].

　投薬の了承を得たら, 薬物療法で期待される効果を説明します. ただし「薬さえ飲めばよくなる」と誤解されないように安易な保証は慎み, 生活指導などを併用します. 効果発現までには抗精神病薬で数日, 抗う

つ薬は2週間程度かかりますので，その間生じうる副作用とその対処法についても伝え，患者が治療計画の見通しをもてるように配慮します[1]．また，急に服薬を中止した際に生じうる有害事象や，服薬継続が不安になった際には，まず相談してもらうことも付け加えておきます．

添付文書に沿う，単剤投与・漸増漸減が基本であることはASMと同じです．急激な増量は過鎮静などの副作用をきたし，急な減量は離脱症状のリスクとなります〔特に選択的セロトニン再取り込み阻害薬（selective serotonin reuptake inhibitor：SSRI），ベンゾジアゼピン系，抗コリン作用のある薬剤〕．また，精神症やうつ病などの気分症では拙速な中止で再発をきたすことがあります．ベンゾジアゼピン系の抗不安薬は耐性や依存の形成（とくに短時間作用型）があるため，使用する場合は短期間とします[1]．

抗精神病薬や抗うつ薬は発作発現閾値を下げるとされ，てんかんに合併する精神症状に対して投与が逡巡されることがありますが，発作惹起リスクは大半の抗精神病薬で1％未満，抗うつ薬（SSRI/SNRI/ミルタザピン）で0.3％以下と低いことが報告されています[2]．精神症状悪化のリスクが高く，必要があるときには投与を躊躇する必要はありません[3]．

文献

1) 仙波純一：精神科薬物療法のプリンシプル．中山書店，東京，2012
2) Leeman-Markowski, B.A., et al.：Psychiatric comorbidity of Epilepsy. Wyllie's Treatment of Epilepsy, 7th Ed（Wyllie, E. ed）. Wolters Kluwers, Philadelphia, p.1064-1077, 2020
3) 粕谷英暢ほか：発作間欠期精神症状（精神病症状および抑うつ）．精神科 resident, 4(2)；144-146, 2023

関連CQ ☞ CQ 2-17，2-18

（原　広一郎）

レベル **1** 知っていると対応に役立つこと

Clinical
Question

2-32

▶**心理的な症状の場合は精神科のみの診療でよいですか？**

　発作そのもの，あるいは精神・行動上の症状の原因が精神科的問題にあると思われる場合，精神科に紹介するときに考える3つのポイントは，①器質因の除外，②症状の程度そして③精神科受診に対する理解と同意，です．

　精神科の診断における一般的な手順は，まず「身体的基盤のある精神障害（甲状腺機能亢進症など）」を除外し，引き続いて「内因性の精神障害（統合失調症や気分症など）」の可能性を検討し，最後に「環境への不適応としての精神障害（適応反応症，不安症など）」の診断を考えます．したがって，精神的・心理的な症状の原因としててんかんや抗てんかん発作薬（antiseizure medication：ASM）などの器質因が否定的であれば，精神科のみの診療でかまわないでしょう．

　ただし，機械的に「気持ちの問題だから精神科ですね」といった単純な誘導は適切でありません．症状の程度が重くない場合には，いったん診療を終了して，どの程度セルフコントロールできるか様子をみたうえで，患者本人のなかで必要性を感じた時点での選択肢の1つとして精神科受診を提案してもよいでしょう．

　なお，心因性非てんかん発作（psychogenic nonepileptic seizure：PNES）という用語は，心理的な要因で起こるすべての症状を指すわけ

ではありませんので，不用意にこの呼称を使用するのは混乱を招くのでおすすめできません．

精神科を受診する際には，当事者の十分な理解，同意が前提となります．近ごろは精神科受診もだいぶ敷居が低くなってきているものの，いまだに偏見が残っています．このため，なぜ精神科の受診をすすめるのかの説明が不十分だと，誤解を招きかねないので注意が必要です．なかには「前の先生に頭がおかしいと思われた」「うちでは診られないと追い出された」などと患者が悲観的に捉えて治療導入が困難となる場合や，そもそも精神科受診に至らない場合があります．早めに精神科受診へつないだほうがよさそうなケースでも，患者および家族を含めた当事者の十分な理解と同意が得られるような配慮が望まれます．

また，精神科受診を提案する場合には，「精神科を受診すれば必ずよくなる」「何でも相談できる」など，過剰な期待を患者や家族に与えるようなすすめ方は避けていただきたいです．「すぐに解決できないかもしれないですが，もう少し専門的な判断をしてもらう意味はあると思いますよ」のような促し方をしていただきたいと思います．

文献

・岩佐博人編著：てんかん臨床に向き合うためのシナリオ．新興医学出版社，東京，2021
・笠原　嘉：予診・初診・初期治療．診療新社，大阪，1980

関連CQ ☞ CQ 2-4，2-5，2-25，2-26，4-3，4-7，4-8，4-11

（原　広一郎，岩佐　博人）

Chapter 3
社会生活上の課題

レベル	1	知っていると対応に役立つこと

Clinical Question 3-1

▶学校生活や進学についての相談をされたのですが？

　患者（患児）本人には，将来社会人として自立していくために，療養に必要な制限を除き学校では可能な限り通常の経験をするよう助言します．義務教育を終えたあとの進路選択は個々の能力や興味に合わせたうえで，本人の発作の状況を勘案して選んでもらいます．

　家族に対しては，不安に共感しつつ，患者本人が健康管理を含めて自立できるように段階的に関与を少なくし，見守るように伝えるとよいでしょう．併存障害に応じて学校の選択に配慮が必要な場合には，学校，市区町村の福祉の窓口，児童相談所などへの相談をすすめます．

　学校の先生には，保護者から発作の様子，治療法，対処法をしっかり伝えておいてもらいます．また，学校で発作が起きたときに，発作自体への対処に加えて，偏見やいじめの原因にならないように，周囲の生徒への指導も依頼します．具体的には①発作が起きるのは病気のためで，本人にはどうしようもないこと，②配慮はえこひいきではなく必要なものだということ，③発作時の様子で過剰に騒がず，患者が怪我をしないよう適切な配慮が大切であること，などです．

　睡眠不足や過労を避けるといった一般的配慮を除いて，てんかんがあるというだけで活動を制限する必要はありません．校外学習や修学旅行には是非参加させてください．その際には，「この場所であの子のタイ

プの発作が起こったらどうするか」という視点で対策を立ててもらいます. 例えば, ①階段では教師が患者よりも下にいるようにする, ②電車を待つときはドアが開くまで安全な位置にいるように指導する, ③入浴は長時間にならないようにする, などです. スポーツについては球技, ラケット競技, 陸上競技などが発作の誘発因子でなければ可とされており, 水泳は発作があってもすぐに対応できる状況なら条件付きで可能です.

文献

- 清野昌一ほか監:てんかんテキスト. 南江堂, 東京, 1991
- 久保田英幹ほか:教師のためのてんかん Q & A, 「てんかん」入門シリーズ. 日本てんかん協会, 東京, 2009
- Capovilla, G. et al.:Epilepsy, seizures, physical exercise, and sports:a report from the ILAE task force on sports and epilepsy. Epilepsia, 57 (1):6-12, 2016

関連 CQ CQ 1-7, 1-17, 3-2, 3-7, 4-9

（原　広一郎）

レベル 1 知っていると対応に役立つこと

Clinical Question 3-2

▶就業や職業選択についてどのように伝えればよいですか？

　職業選択の際には，まずどんな職が得られそうか探してみて，そのうえで発作の状況と照らし合わせて勤務可能かを考えてみるスタンスがよいでしょう[1]．てんかん発作が起こりやすくなる影響を与えるような職業，発作が起こったときの危険度が高い職業は避けます．例えば，運転を主とする仕事，夜間勤務や勤務時間のシフトがよく変更される仕事，高所や大きな機械を扱う仕事などです．ドイツではてんかん発作後のさまざまな職業に関する評価基準[2]が作成されており，発作の種類や程度によって就労可能な条件が詳しく定められています．

　職場にてんかんであることを告げる法的義務はなく，自分の病気を伝えるかどうかは発作の状況次第です．しかし発作がおさまっておらず，発作時に対処が必要な場合や，発作の際にリスクの低い業務にしてほしい場合は病気について伝えた方がよいでしょう[3]．病気があることを職場に伝えながら一般枠での就職が難しい場合には，必要に応じて精神障害者保健福祉手帳の取得により，就労訓練，障害者枠での就労支援などが利用可能となり，実際の職場でも仕事の内容等について病気への配慮（合理的配慮）を求めることができます[4]．病院の精神保健福祉士（mental health social worker：MHSW）やハローワークに問い合わせるようすすめます．

142

なお，資格・免許のうち，欠格条項にてんかんという病名が明記されているものは以下の通りです（2024年4月現在）．航空機のパイロットのみは絶対的欠格となっており，発作が消失していてもてんかんの既往歴があるだけで適性を欠くと判断されます．

・航空機に乗り組んでその運航を行なおうとする者
・船員（船内において治療の見込みがなく，かつ，船内労働に適さないと認められる者）
・銃砲等又は刀剣類の所持における許可（発作を再発する恐れがないもの，発作が再発しても意識障害がもたらされないもの，及び睡眠中に限り再発するものを除く）
・狩猟免許（発作を再発する恐れがないもの，発作が再発しても意識障害がもたらされないもの，及び発作が睡眠中に限り再発するものを除く）
・運転免許（CQ3-4参照）

　いずれも法律の改正により変更の可能性があるので，最新情報を確認することをおすすめします．

文献

1) MOSES企画委員会監：MOSESワークブック．クリエイツかもがわ，京都，2010
2) ドイツ法定労災保険：ドイツ法定労災保険インフォメーション250-001．日本てんかん学会，東京，2015（https://jes-jp.org/jes/images/GermanLegal2019Jan.pdf）（参照 2023-3-27）
3) 赤松直樹監：ウルトラ図解てんかん．法研，東京，2022
4) 日本医療研究開発機構長寿・障害総合研究事業「てんかんの多層的多重的医療連携体制の確立に関する研究」班編：てんかんのある人に就労の機会を！ 2019（https://shizuokamind.hosp.go.jp/epilepsy-info/wp-content/uploads/2019/05/working.pdf）（参照 2023-3-27）

関連CQ 👉 CQ1-17，3-1，3-4

（原　広一郎）

レベル **1** 知っていると対応に役立つこと

Clinical
Question
3-3

▶パートナーに
病気のことを話すべき
か，と相談されたので
すが？

　生活を共にしようとする，または共に生活している相手に，毎日の服薬，定期的な通院，そして発作を内緒にし続けることはほぼ不可能ですし，病気が明らかになったときには信頼関係を大きく損なうこともあります．また，妊娠，出産の際は相手にも協力をしていただく必要が出てきます．大切に思う人に自分の病気についてきちんと説明しておけば，発作が起きたときにも驚かせて誤った対応をとらせたりせずに済むでしょう．病気のことを告げるには迷う気持ちもあるかもしれませんが，いつ相手に病気のことを知られるか常に不安なまま過ごすよりも，てんかんに向き合ってくれる味方が増えることの方が，精神衛生上はるかにメリットが大きいと思います．ただし，伝え方などは，相手とどのような関係性なのかによって変わってきます．

　てんかんであると伝えても，相手がどう捉えるかはさまざまで，まったく意に介さなかったり，あるいはひどくネガティブに捉えたりと，いずれにせよ誤解を生じやすいものです．まず患者には自分の発作について具体的に説明できるようになってもらいましょう．それからパートナーと一緒に受診して，主治医から病気の性質，原因，予後，妊娠・出産時の注意について説明を受け，現時点での挙児希望がなくても妊娠や出産にまつわる問題を納得いくまで話してもらうことがすすめられま

す.

　女性患者への妊娠と出産時に関する具体的な指導内容については成書[1]
に譲りますが，エビデンスに基づいたリスクの説明と合わせて，てんか
んがあっても，たくさんの方が無事出産し，子育てされている事実を合
わせてお伝えするとよいでしょう.

　また，てんかんをもつ患者にとって，自分の子どもに同じような病気
が遺伝するかどうかは患者本人はもちろんのこと，家族もとても心配に
なる課題でしょう．てんかんのタイプによって差はありますが，大まか
には，てんかん全体としては明確な遺伝形式はなく，てんかん発症の要
因として多くの場合で遺伝子の関与は大きくない，とされています[2].
紙幅等の関係で詳細には触れませんが，こうした課題については，患者
本人はもとより関係者にも過剰な不安を与えないように，医学的な面だ
けでなく心理社会的な複雑な要因にも十分配慮した説明が必要です.

文献
1) 日本神経学会監，「てんかん診療ガイドライン」作成委員会編：てんかん診療ガ
　　イドライン 2018. 医学書院，東京，2018
2) 国際抗てんかん連盟遺伝委員会：てんかんと遺伝学. (https://www.ilae.org/
　　files/dmfile/GeneticsPamphlet-2013-Japanese.pdf) (参照 2024/06/19)
・ MOSES 企画委員会監：MOSES ワークブック. クリエイツかもがわ，京都，
　　2010
・ 山内俊雄：やさしいてんかん学. 日本医事新報社，東京，1993

（原　広一郎，岩佐　博人）

レベル 1 知っていると対応に役立つこと

Clinical Question 3-4

▶運転できないと 仕事をクビになると 嘆願されたのですが?

運転の可否は仕事と生活に直結し，公共交通機関が充実していない地域においてはなおさら切実な問題となりますので，患者の直面している状況を傾聴し，そのつらさを十分に汲みとることが必要です．しかしながら，運転については法で規制されている以上，法に従って具体的かつ明確に指示しなくてはなりません．

てんかんがあっても運転が許可される場合は以下の通りです[1]．

・発作が過去5年以内に起こったことがなく，医師が「今後，発作が起こるおそれがない」旨の診断を行った場合

・発作が過去2年以内に起こったことがなく，医師が「今後，X年程度であれば，発作が起こるおそれがない」旨の診断を行った場合

・医師が，1年間の経過観察の後「発作が意識障害及び運動障害を伴わない単純部分発作に限られ，今後，症状の悪化のおそれがない」旨の診断を行った場合

・医師が，2年間の経過観察の後「発作が睡眠中に限って起こり，今後，症状の悪化のおそれがない」旨の診断を行った場合

普通自動車免許以外（準中型，中型，大型，第二種）については，てんかん発作が投薬なしで5年以上なく，今後再発のおそれがない場合を除き，適性はないとされています．職業選択の際には運転を主とするも

146

のを避けるようあらかじめ指導します.

2年以上発作がなく,運転が許可されている場合でも,抗てんかん発作薬（antiseizure medication：ASM）の変更後や,疲労蓄積,体調不良,睡眠不足時など,発作再発のリスクが高いと判断されるときには,その期間運転を行わないように指導します.

なお,2014年の自動車運転死傷処罰法の施行により,運転中にてんかん発作を生じる可能性があることを認識しながら自動車を運転している際にてんかん発作により死傷事故を起こした場合には厳罰が科されることになりました.免許更新の際に虚偽申告をした場合も,その後事故等で警察の知るところとなるときわめて厳しい対応がなされる場合があります.ちなみに,てんかんに関連する運転についての医学的な判断は日本てんかん学会認定のてんかん専門医であるどうかにかかわらず,主治医に求められますので,関連の法律等については最新の情報を把握しておくことが必要です.そのうえで患者（や家族）の苦悩や実情には十分耳を傾け,運転できなくなることによる不利益への支援策（社会制度の利用など）について具体的提案を示しつつも,運転の制限については明確に指示する,といったようなニュアンスが基本的なスタンスとなるのではないでしょうか.

文献

1) 警察庁交通局運転免許課長：一定の病気等に係る運転免許関係事務に関する運用上の留意事項について（通達）.令和2年12月23日
・ 岩佐博人ほか：生活支援.てんかん睡眠・覚醒障害,講座精神疾患の臨床6（村井俊哉編）.中山書店,東京,p.77-90,2022
・ 「てんかん診療ガイドライン」作成委員会：自動車運転免許についてアドバイスはどうするか.てんかん診療ガイドライン2018（日本神経学会監,「てんかん診療ガイドライン」作成委員会編）.医学書院,東京,2018

関連CQ 🖝 CQ 3-2

（原　広一郎,岩佐　博人）

| レベル | **1** | 知っていると対応に役立つこと |

Clinical
Question
3-5

▶薬をきちんと 飲んでいない ようなのですが？

　患者が薬を飲まない（飲みたがらない）場合，それなりに理由があります．また，薬を飲まない状況もいろいろなパターンがありえます．
　例えば

①薬の副作用（眠気，ふらつきなど）がつらくて仕事や勉強に支障がある

②自分がてんかんであることを受け入れていない，あるいは否認している（疾患を受容することは簡単なことではありません）

③薬を飲む理由についての説明が不十分で服薬する動機が得られていない（医療者側の説明が不適切あるいは不十分）

④一応は服用することにしたものの，実際は飲んだり飲まなかったりしている

⑤発作が消失したので自分の判断で次第に飲まなくなったが，そのことを家族や主治医にいわなかった

⑥特別な精神疾患の併存のため治療自体を「拒絶」している

⑦①〜⑥の理由が重なっている

などが考えられます．

　「薬を飲まない（飲みたがらない）」からといって患者を責めたり批判するのではなく，背景や理由を丁寧に聴き取ることが大切です．また，気持ちを整理して決断するまでにかかる時間は人それぞれです．患者本

人のペースを尊重しながら，「納得したうえで服用する」方向を目指しましょう．医療者側の「医学的に正しい判断なのだから薬を飲むのは当たり前」というような一方的な価値判断は禁物です．また患者や家族からの進言がなく，薬物の血中濃度測定でたまたま規則的に服薬していない可能性が考えられる場合も対応は同じです．あたかも「ウソをついていた」ように本人を叱責するニュアンスの対応は禁物です．

ただし，「納得と理解はしたけれど，それでも本人の意思で服用しない」という選択をするということもあるかもしれません．この点については下記の関連 CQ を参照してください．

文献

- 岩佐博人編著：てんかん臨床に向き合うためのシナリオ．新興医学出版社，東京，2021
- 兼子　直編著：てんかんの薬物療法，改訂版．新興医学出版社，東京，2021
- 日本神経学会監，「てんかん診療ガイドライン」作成委員会編：てんかん診療ガイドライン 2018．東京，医学書院，2018
- 日本てんかん学会編：てんかん専門医ガイドブック，改訂第 2 版．診断と治療社，東京，2020

関連 CQ ☞ CQ 1-5，1-11，1-12，1-26

（岩佐　博人）

レベル **1** 知っていると対応に役立つこと

Clinical Question 3-6

▶診察の際，患者より家族が答えてしまうことが多いのですが？

　親や家族の過剰な干渉をどうするかは，てんかん診療において珍しくない課題です．てんかん発作はいつどこで起こるかわからないため，家族は大変不安になります．とくに子どもの患者の場合，病気や障害をもつ子と，その世話をする親という役割分担は社会的に容認されており，その状態が維持されやすくなっているのも事実です．このため，親や家族は患者を監視し，常に指示をする役回りとなり，結果，支配的になることを避けるのが難しくなります．親は子の病気によって生じる不利益を埋め合わせてあげたいという欲求も生まれるので，どうしても過保護になりがちです．

　患者にてんかん以外の明らかな精神科的併存症，重い知的発達症などがない場合には，筆者は治療の最初に「自分の健康管理はご自身でできるようにしていきましょう．ここではそのお手伝いをしていきます」などと患者が治療の主人公であることをはっきり伝えることが大切だと考えています．もちろん親や家族の不安についても聴取し，いったん否定せずに受けとめます．そのうえで「発作の回避」「発作による怪我防止」を心配して行っていることのなかから過剰な制限を減らし，患者自身が担えるものは少しずつ自己判断してもらうようにします．本人が覚えていない発作については家族から情報を得る必要がありますが，その場合

150

でも，患者の話を優先して聴き，その次に家族にコメントしてもらいます．次回の予約票なども，本人に渡すようにします．医師が患者を自立した個人として意識的に対応していると，患者自身もそれに合わせて次第に主体的にふるまうようになります．さらに家族がその様子をみて安心し，健康管理を患者に次第に任せるようになることはよく経験されます．

文献

・　MOSES 企画委員会監：famoses ワークブック．ヒューマン・プレス，神奈川，2018

関連CQ ☞ CQ 1-5 ～ 1-7，1-9，3-7，3-8，4-9

（原　広一郎）

| レベル **1** | 知っていると対応に役立つこと |

Clinical
Question
3-7

▶子どものころから親に 厳しく行動制限された, とのことなのですが？

　CQ3-6 のように，多くの親はてんかんをもつ子に対して心配のあまり過保護になりがちです．そうなると患者本人の自立への欲求と対立し，成長や発達の可能性を制限するだけでなく，心的なトラウマになることもあります．

　患者は青年期になると，親子関係や家庭から独立して社会的に自立していく時期にさしかかります．この青年期とは，自己のあるべき姿としての自己像を確立していないと，確信をもって生きていくことが難しい「自我同一性の危機」の時期でもあります[1]．自立への強い欲求とともに，依存的な児童期への愛着も残っていますので，とくに過保護に育てられた青年では，独立欲求と依存欲求の間にしばしば葛藤が起こります[2]．非行や登校拒否などの不適応，さらにうつや自殺企図などの精神科的問題といった形で表出されれば周囲に気づかれますが，受動的，依存的で目立たず，自身の葛藤を周囲に伝えられないと，自尊心がもちづらく，成人してから精神面の問題に発展しやすくなります．

　「子どもの頃から親に行動制限をされてとても嫌だった」と相談された場合には，その背景にある苦悩に耳を傾け，批判せずに受けとめてみるだけでも大きな効果があるでしょう．

　成人期に至っても問題が周囲に気づかれないまま，さらに時が経つ

と，親が老齢期になっても患者本人が自立できないという問題に発展しうるため，適切な対処が必要です．

さらに，本CQのような課題では，患者本人への対応が必要なのはいわずもがなですが，場合によっては家族（親）への対応についても考慮しなくてはなりません[3,4]．「厳しい行動制限」の背景には，親自身の自責感や罪悪感あるいは羞恥心などが絡んでいる場合があるからです．つまり，自分の子供がてんかんになってしまったのは親の責任だという思い，大変な病気を背負わせてしまったという感情など．一方で何とか親としてできることは最大限の助力を与えたいという思いなど，ときには親が相反する感情（アンビバレンツ）で混乱や悲しみを自覚しないまま，患者（患児）へ対応してしまっている可能性もあります．さらに，そのような感情は患者が成人してもそう簡単にはなくならない場合もあります．

支援する側は，こうした親子間の複雑な感情の交錯がありうることについて留意しておく必要があります．少なくとも一方的に親の対応を戒めたり，批判的な指導をしたりすることは望ましくありません．このような場合の対応には親の感情面についても詳細な把握が必要なので，心理士等による専門家との協働が望ましい場合があることに留意しておくとよいでしょう．

文献
1) Erikson, E.H. 原著，中島由恵訳：アイデンティティ．新曜社，東京，2017
2) 大熊輝雄：現代臨床精神医学，改訂第4版．金原出版，東京，1990
3) 岩佐博人編著：てんかん臨床に向き合うためのシナリオ．新興医学出版社，東京，p.70-83，2021
4) Lechtenberg, R. 原著，緒方　明訳：てんかんと家族．金剛出版，東京，1990

関連CQ ☞ CQ 1-13，2-1，2-10，3-6

（原　広一郎，岩佐　博人）

レベル **1** 知っていると対応に役立つこと

Clinical Question 3-8

▶ゲームやスマホの時間を制限したい，とのことなのですが？

　いわゆるコンピュータゲームについては，一般的に脳波検査で光刺激での発作や光突発反応（photoparoxysmal response：PPR）が誘発されなければ，禁止する必要はないでしょう[1]．

　ただし，ゲームもスマホも，長時間の使用は脳の疲労をもたらしますし，また夜遅くに行うと入眠の妨げとなり，睡眠不足から発作リスクを高めるため，遅くとも就寝の1時間前にはやめるようにしましょう．また，暗い所での使用は避け，明るいところで行うように指導してください．なお，特定のゲームのプレイ中に繰り返し発作が誘発されるような場合には，そのゲームを避ける必要があるでしょう．

　こうした，特異的な刺激またはイベント，ときには患者の心理的活動がてんかんを繰り返し誘発するものを反射てんかんといい，その代表が光感受性（過敏性）てんかんです．光感受性の脳波上の特徴は光刺激によるPPRで，これはストロボによる間欠閃光刺激で両側広汎性の棘・徐波複合，多棘・徐波複合が誘発されるものです．厳密には光刺激中止後も発作発射が持続する場合がPPRです．PPRの頻度が高いてんかん類型としては，若年ミオクロニーてんかんや全般強直間代発作のみを示すてんかん，Dravet症候群などが知られています[2]．

　光感受性の程度は，①生活場面の光刺激で発作が誘発される場合，②

検査室レベルの光誘発発作がある場合，③光感受性発作はもたないが，PPR のみをもつ場合の 3 段階に分ける場合があります[2]．生活の場での光の明滅の例として，晴れた日にトンネルから出る，電車に乗っているときに木漏れ日をみると具合が悪くなるなどがあります．こういった症状がなく，脳波検査中に発作や PPR がみられないのであれば，過剰な制限は不要であることを患者や家族にていねいに伝えます．

　本 CQ で触れた課題は，てんかんとの関係の有無にかかわらず，生活リズムを乱し睡眠不足を引き起こすなどして，日常生活や学校生活での授業中の眠気などにつながる場合もあります．患者の年齢や立場によっても異なりますが，いずれの場合も患者本人から状況をよく聴き，一方的な「禁止」を告げるのではなく，本人がどの程度具体的な目標を立てられるかを相談していくとよいでしょう．その際，あくまで対処の実践の主体は患者本人であることを含めて家族にも目標を共有してもらうようにするのがよいと思います．また，特定の刺激で発作が誘発される場合は別ですが，ゲームをしたり，スマホで動画などを見たりすることは楽しみでもあるわけですから，そのことを念頭におきながら，断定的な「禁止」ではなく，自身の健康管理とのバランスを自覚したセルフコントロールにつながるような提言が大切です．

文献
1) 宮田理英：テレビゲームは禁止すべき？　てんかん診療のクリニカルクエスチョン 200，改訂第 2 版（松浦雅人，原　恵子編）．診断と治療社，東京，p.308，2013
2) 日本てんかん学会編：てんかん専門医ガイドブック，改訂第 2 版．診断と治療社，東京，p.279-281，2020

関連CQ 👉 CQ 1-6，3-7

（原　広一郎，岩佐　博人）

Chapter 4

基本的課題に　　立ち戻って

レベル **1** 知っていると対応に役立つこと

Clinical
Question
4-1

▶精神医学的対応での治療者の立ち位置とはどのようなものですか？

　精神医学的対応の基本について，私見を交えたうえであえていわせていただくなら，「患者の心を知り，かつ，患者の心と同等に治療者自らの心を顧みることによって，中立の立場に立つ」というプロセスが大切であることを強調したいと思います．

　主としてドイツ精神医学の流れを汲むわが国の精神科では，他科の臨床的視点と同様に冷静に客観的に「超然とした立場」で患者を診察し，診断を下すことが基本とされてきました．しかし筆者を含めて，そのような視点に少なからず疑念を抱いている精神科医も少なくありません．なぜなら，精神療法は傾聴し，共感することが前提であり，事実そうしているのですから，この立ち位置は「客観的」とはもはやいえません．患者に共感することは「ただの人間」の立場に戻ることであり，超然とした立場は捨てているばかりか，患者の立場に立つことになります．その一方で，精神科臨床では診断と治療には中立的な澄みきった心が必要だという困難な原則を維持しなくてはなりません．そのためには，患者の心を覗くと同時に，治療者自身の心も覗かなくてはなりません．これが，どのようなことを意味しているかをうまくいい表しにくいので，以下に記した筆者の個人的な経験をもとにしたエピソードから汲みとっていただければ幸いです．

以前，ある患者から「先生はヤブだ！ 患者の気持ちがまったくわかっていない」と怒りをこめて罵倒されたことがあります．その患者は，私の指導下にあった後輩が担当していたのですが，後輩の転勤を機に嫌々私が後を引き継ぎました．そう言われて私の心には「おまえなんか好きで診ているわけじゃないんだ」と叫びたいほどの怒りが溢れました．が，そんなことは決して言えないので，その場凌ぎの言い訳や，謝ることもできず30分くらい私は黙ってしまいました．その間，私は自分の心を覗き この患者はなぜそれほど怒るのかという疑問，この患者を治せないのではないかという自分の不安，その患者を残していった後輩への腹立ち この患者が崇拝していた前医である後輩への羨望，などなど思いをめぐらせ，さらに患者の心を考えた際，ようやく患者の怒りの背後にある「前医喪失」の悲しみに気づき，素直に共感することができました．そして，患者に「あなたの悲しみを理解できた」ことを伝えました．この瞬間は，以後の治療を進めるための大きな第1歩となりました．

文献

- Ogden, T.H.：Projective Identification and Psychotherapeutic Technique. Jason Aronson, Lanham, 1982
- Jaspers, K. 原著，西丸四方訳：精神病理学原論．みすず書房，東京，1971
- Reich, W. 原著，小此木啓吾訳：性格分析．岩崎学術出版社，東京，1966
- Sullivan, H.S. 原著，中井久夫ほか訳：現代精神医学の概念．みすず書房，東京，1976

関連CQ CQ 1-16, 4-2, 4-4, 4-10

（古関啓二郎）

4
基本的課題に立ち戻って

レベル 1 知っていると対応に役立つこと

Clinical
Question
4-2

▶精神療法での 大事なポイントとは どのようなもの ですか?

　「精神療法での大事なポイント」について的確な言葉では表しにくいのですが，筆者としては大事なことの1つに患者および治療者の双方が「自分を知る」ということを挙げたいと思います[1,2]．なんだ，そんなことか，と思うかもしれません．しかし，実際はかなり難しいことなのです．

　そうした観点から，ここでは感情という課題を例に考えてみます．私たちは，自分の感情について，さみしい，悲しい，うれしい，などの言葉で「名前」をつけることができます．しかし，被虐待児では感情に名前をつけられないケースがあります．そのような場合には，本人の行動に対して，怒られたときは黒，褒められたときは橙といったように名づけて，そのとき感じた自分の気持ちと色の名前をつなげて覚えていくことを提案します．それが「自分を知る」きっかけとなり，問題行動を抑制できるようになる場合があります[3]．

　「感情」を巡るエピソードを実際のケースをヒントにして提示したいと思います．60歳の男性で，すでに20年以上働けず，かつ精神科に通院も続けてきた方です．主訴は，「1度怒るとそれが1週間以上続き，何もできなくなる」ということでした．話を聞くと，幼少時に自分の母親からひどい虐待を受けていました．今では，単身で生活保護の受給を

160

受け，親族とも無縁です．主訴となっていた症状には，怒りだけでなく，不安と恐怖，悲しみと愛着が入り混じっていることが推察され，心的外傷後ストレス障害（post traumatic stress disorder：PTSD）のフラッシュバックであることが考えられました．患者にそうした可能性を示唆したところ，「はじめて自分の障害の起源がわかりました」とよろこばれました．これで，すべて解決したわけではありませんが，心の奥の感情を紐解き，知っていくことは治療の第1歩であり，同時に終着点でもあります．

ここで示したケースにも当てはまることだと思いますが，自分の感情や思考を知り，それを元に他者の言動の意味を知っていくことをメンタライゼーションと称します[4]．このことは，自分を許し，他者をも許すことにつながると思えます[1,2]．未熟な心の表れである「羨望」が，心の真の成熟である「感謝」へ至る手助けをすることが精神療法の要だとするなら[5]，それは，自分を知り，他者を知っていくことでこそ糸口が開かれていくと，筆者は考えています．

文献

1) Kohut, H. 原著，本城秀次ほか監訳：自己の修復．みすず書房，東京，1995
2) Stolorow, R.D. ほか原著，丸田俊彦訳：間主観的アプローチ．岩崎学術出版社，東京，1995
3) Cohen, J.A. ほか原著，白川美也子ほか監訳：子どものトラウマと悲嘆の治療．金剛出版，東京，2014
4) 上地雄一郎：メンタライジング・アプローチ入門．北大路書房，京都，2015
5) Klein, M. 原著，小此木啓吾ほか責任編訳：羨望と感謝，メラニー・クライン著作集5．誠信書房，東京，1996

関連CQ 👉 CQ 1-16，4-1，4-4

（古関啓二郎）

レベル 1 知っていると対応に役立つこと

Clinical Question 4-3

▶精神科的・心理的対応の際どのような専門職との連携が必要ですか?

　看護や臨床検査関係の専門職との連携が必要である点は診療科を問わず同じですが，精神科では，特に心理士（臨床心理士，公認心理師），精神保健福祉士（mental health social worker：MHSW），社会福祉士（SW）など，さまざまな領域についての特別な知識や経験をもった専門職と協働して支援を行います．そのほかにも，高次脳機能関連の相談や検査およびリハビリなどで言語聴覚士（ST）と連携する場合もあります．どのような専門職と強く連携するかの比重は患者や家族の抱える課題によってケースバイケースです．てんかん診療は精神科以外の診療科で行われることも多いと思いますが，このまま専門職との連携に馴染みが薄い診療科もあるかもしれませんので，以下にそれぞれの専門性の概要を記します．

　心理士は，専門的な意味でのカウンセリング（心理療法）や心理テストを担いますが，治療としてのカウンセリングの実施については精神科医と十分な検討を行ったうえで適応や方法を判断します．治療的な関与を実施する場合は，医療機関では基本的には心理士のみが単独で患者に対応することはありません．心理テストについては心理士の所属部署等によって関与する形式は異なりますが，他科の医師からの依頼もありうるでしょう．MHSW や SW は，主として当事者の心理社会的な側面を

支援するための社会福祉や精神保健福祉法による支援制度などを合理的に活用するための支援や，地域社会で生活しやすくしていくための地域の社会資源との連携などを担います．そのため MHSW は医療施設内での相談のみでなく，地域社会や家庭訪問など当事者の生活の現場でのアウトリーチ活動を行う場合もあります．また，当事者だけでは多岐にわたる福祉制度の有効活用を単独で判断して効率よく活用するのが困難な場合が珍しくありません．MHSW は社会福祉関係の専門職のなかでも精神科的な側面の知識や経験をもっているので，当事者の実生活を支援するうえで大切な人材となります．さらに，治療場面では比較的表面に浮かびにくい高次脳機能障害については，ST による評価やリハビリが QOL 向上に役立つ場合があることも留意しておく必要があります．

　てんかん医療においては，各専門職の専門性を生かした連携が大切ですが，単に「専門家」が林立しているだけでは有効な支援につながりません．文字通りの包括的支援のためには，治療方針や評価を治療者間で十分に検討し共有していくことが大切です．

文献

- 岩佐博人ほか：生活支援．てんかん睡眠・覚醒障害，講座精神疾患の臨床 6．中山書店，東京，2022
- Singh, G., et al.：An epilepsy curriculum for primary health care providers: a report from the Education Council of the International League Against Epilepsy. Epileptic Disord, 24 (6)；983-993, 2022

関連 CQ ☞ CQ 1-16, 2-27, 2-28, 2-32

（岩佐　博人）

レベル 1 知っていると対応に役立つこと

Clinical
Question
4-4

▶心理士（師）による カウンセリングの 目的はどのような ものですか？

　カウンセリング（心理療法）の目標の1つは「その人が自分らしく生きられるようになること」です．私たちは生きていれば誰もがつらいこと，苦しいこと，悲しいこと，思い通りにならないことがあり，さまざまな悩みに遭遇します．そして自分なりに考え，時には友人や家族に相談をして問題を解決しながら生きています．しかし時には自分ではどうすることもできないほどの問題や，誰かに相談をしたくてもできないような悩みを抱えた経験は誰にでもあると思います．

　てんかんをもつ患者さんのなかには，発作以外の併存症状の有無にかかわらず，自分のやりたいことがあっても必要以上に自制してしまったり，自分に「不全感」を感じている方がいます．このような側面は「病気の症状」として現れるわけではありませんから治療の現場で患者から具体的な言葉として発せられることは少ないかもしれません．しかし具体的な「症状」が現れていなくても，てんかんを診る治療者は，診療の際の患者や家族とのやりとりのなかで，発作の有無だけではなく，てんかんとともに生きることへの不安や困難さを感じていないか，についても（言葉として語られなくても）察することが大切です．そのような局面で，場合によっては，こころの専門家である臨床心理士（または公認心理師）によるカウンセリングが役に立つことがあります．

「悩む」こと自体はけっして病的なことではなく，時に人としての成長にもつながります．しかし，時に，自分だけでその問題を抱え込んでしまうと心身の不調につながってしまうことがあります．心身の不調が何らかの症状として現れたときには，薬による治療という手段もありますが，薬はあくまでも症状の軽減を目指すものであり，私たちの悩みや困難を根本的に解決するものではありません．そのような場合も，心理療法（守られた空間のなかでこころの専門家とその問題について話し合うこと）を並行して行うことで，問題解決の糸口を見つけ，困難さに立ち向かっていけるような力をもてるようになるでしょう．

文献

- 今尾真弓　慢性疾患患者のモーニング・ワークのプロセス．ナカニシヤ出版，京都，2015
- 岩佐博人編著：てんかん臨床に向きあうためのシナリオ．新興医学出版社，東京，2021

関連CQ　CQ 1-16，1-24，2-1，2-3，4-1，4-2，4-5

（保阪　玲子）

レベル **1** 知っていると対応に役立つこと

Clinical
Question
4-5

▶専門的な カウンセリングでは どのようなことを するのですか?

　カウンセリング（心理療法）の目標や具体的な内容は，方法の種類やクライアント（患者）の状態によっても異なりますが，基本的に共通していることはしっかりと面接の枠組みを作るということです．具体的には，同じ曜日，同じ時間，同じ場所で面接計画を立てることです．そして治療者はできるだけ一定のスタンスで面接室に居続けるように心がけます．このような面接の外的な枠組みを作ることで，面接場面が患者にとって信頼し安心できる環境となり，自由に自分のこころの中のことを口に出せるようになり，臨床心理士などの専門家と話し合えるようになっていくのです．

　ここでは，「精神分析」的アプローチを例にして治療の実際の概観について述べたいと思います．精神分析は 20 世紀初頭に Freud, S. によって創始されましたが，基本概念の 1 つは，こころには意識と無意識があるという考え方です．私たちが意識している部分は海面上に出ている「氷山の一角」にすぎず，こころの多くの部分は無意識として海の深い部分に沈んでいる，というものです．不安や恐怖，つらい気持ちなどを抱えきれなくなると，そのような情緒は無意識に抑圧され，さまざまな症状へつながると推察され，このような考えをもとに精神分析療法が確立されていきました．古典的な精神分析では，週 4 ～ 5 日，同じ時間

に精神分析家のもとで「自分の心のなかに浮かんだことを話す」という場が設定され，自分自身の無意識によって抑圧された不安や恐怖，怒りなどの情緒に気づいていくことが目標の１つとなります．しかし現在では，週４〜５日も通うことができる人はほとんどいませんので，精神分析理論を踏襲しながら週１〜２回程度の通院で実施されることが多いです．

　これまで，精神分析的考えについては応用や批判を積み重ねながら，さまざまな心理療法が考案されてきました．代表的なものとしては認知行動療法，来談者中心療法，家族療法等が挙げられますが，日本でも森田療法や内観療法と呼ばれる治療法が考案されました．実際の臨床でどのような治療法を選択するかについては，専門家がクライアントの全体像を見計らったうえで判断します．いずれの専門的なカウンセリングも，十分な知識と経験を有する専門家によって実施されるべきものであり，てんかん臨床においても外科治療を含むその他の治療法と同様に（ある意味ではそれ以上に），患者へのメリットとデメリットを慎重に見極める必要があります．

文献
- Freud, S. 原著，高橋義孝ほか訳：精神分析入門，上・下，新潮社，東京，1977
- 前田重治：図説臨床精神分析学，誠信書房，東京，1985
- 妙木浩之：フロイト入門，筑摩書房，東京，2000
- 祖父江典人ほか編：日常臨床に活かす精神分析，誠信書房，東京，2017
- 伊藤絵美：ケアする人も楽になる認知行動療法入門，Book1，医学書院，東京，2011

関連CQ ☞ CQ 1-16，4-2，4-4

（保阪　玲子）

| レベル **1** | 知っていると対応に役立つこと |

Clinical
Question

4-6

▶患者や家族から悩みを聞き出すにはどうしたらよいですか?

　何気ない話題のやりとりのなかから患者や家族が抱えている「悩み」が垣間見られることはよくあります．だからといって，「何か悩んでいることはありますか?」と根掘り葉掘り問いただしても，要領よく言葉にできるとは限りません．深刻さに差はあるとしても「悩み」のない人はいない，という前提で日ごろの診療に臨むのが基本姿勢でしょう．診察時に短い時間でも構いませんから，たわいない雑談を交えながら，その人の「悩み」の様相を感じとることが大切です．その場合も，わざとらしく会話するのではなく，普段の距離感を保ちながら，「解決」を期待させるような言動は慎み，悩んでいることや心配なテーマについて，何段階か機会を分けて会話を交わすのがよいと思います．ただ，その際の会話も解決をあれこれ目指すのではなく，まずはその人の感情を汲みとり傾聴することが大切です．

　大事なことは必ずしも「言葉」で論理的に表現されないことが多々あります[1]．「悩み」が言葉として表出されないからといって「悩み」がないわけでもありませんし，「言葉」になっていたとしてもすべてのことが手際よく表出されているとは限りません．言葉の背景にある感情を察知しながら，患者や家族の話を聴くことに重きをおいた会話が望ましいです．当事者の「気持ち（感情）」の動きを読みとらずに，一方的な

解釈や医学的・科学的根拠に基づく独善的な「答え」を提示することは必ずしも的を得た対応とはいえません．当事者は答えを求めても得られないことを知りつつも，自身の苦悩や悲しみを安心できる場で少しでも表出できれば　そのことだけでも意味があるといえます．

　悩みは「聞き出す」べきものではなく，その人がどのような気持ちでいるのかを治療者が治療者自身の心で感じとり，ともに同じ方向で寄り添うべきものでしょう．「こころで心を思うこと（メンタライゼーション）」[2] なしに他者の悩みに対峙することはできません．てんかんに伴う「悩み」は多様であり，感じ方もケースバイケースで差があります．いずれにしても言葉で表された「悩み」については，その解決が最も大事なことではなく，その奥にある「感情」を感じとり，寄り添おうとする治療者の真摯な姿勢を示していくだけでも，大きな意味があるといえます．

文献

1) 岩佐博人編著：てんかん臨床に向きあうためのシナリオ．新興医学出版社，東京，2021
2) 上地雄一郎：メンタライジング・アプローチ入門．北大路書房，京都，2015

関連CQ ☞ CQ 1-23, 2-3, 4-1, 4-2, 4-7

（岩佐　博人）

レベル 1 知っていると対応に役立つこと

Clinical Question 4-7

▶精神面での課題にどこまで相談に乗るべきですか?

　患者にメンタル面での課題が生じたときは，基本的には自分の科の診察のなかで精神・心理的問題をスクリーニングし，傾聴・受容・共感に基づく対応を行います．その際，専門的医療につなげる必要がなさそうな課題については継続的に相談に乗るというのが現実的であろうと思います．精神科医以外でも，精神・心理的問題への対応に長けている治療者はたくさんいますから，どこまで相談に乗るかは各自の経験，能力に応じて異なります．

　しかし相談に乗る場合，いくつかのポイントがあります．

　まず，スクリーニングの際には，生活の状況を聞いていくなかで患者が苦労しているところを探し，そこから質問を拡げていくのがよいでしょう．「何か心配なことがありますか」といった質問を機械的，尋問的にするだけでは，素直に答えてもらえないことが多々あります．

　また，「私が相談に乗ります」「なんとかしましょう」などと言って治療者が解決してあげようといったような印象を与えないことも大切です．患者は独立した個人であり，その生活のうえでの問題は患者本人に属しているわけですから，問題解決の手柄をこちらが横取りしないで，患者自身で解決してもらう手助けをするにとどめ，回復と自立を促すスタンスが望ましいと思います．

患者が精神的につらい話を打ち明けるときには，それまで何とか気を張っていたところが緩んで，不安定になりやすいものです．ときには際限ない不安，依存，攻撃や希死念慮などが顕在化することがあり，治癒者側も大きく影響を受けます．精神科の専門職はこういった特性を踏まえて，治療の枠組みをきちんと作り，治療者が1人で抱え込まない体制をとっています．熱意とやさしさが充分にあっても，それだけでは対処しきれない場合も珍しくありません．自分のできることの限界を知り，他の職種や専門家と分担すべきことのイメージをもっておくことが重要です．これは精神・心理的問題だけでなく，診療一般に共通する点だと思います．

文献

- 岩佐博人編著：てんかん臨床に向きあうためのシナリオ．新興医学出版社，東京，p.151-157, 2021
- 春日武彦：はじめての精神科，第3版．医学書院，2020，東京

関連CQ ☞ CQ 1-16, 1-24, 2-1, 2-3, 2-4, 4-1 〜 4-6, 4-8

（原　広一郎）

レベル **1** 知っていると対応に役立つこと

Clinical Question 4-8

▶精神科や心理の専門家以外でも"精神療法"はできますか?

　何科であろうと医師免許があれば「医療行為」を行うことは違法ではありませんから，それを咎める法的根拠はないのかもしれません．しかし，この問いについて，脳外科の専門的技量や経験も不十分な（筆者のような）精神科の医師が「てんかん外科手術を実施できますか」といった別の角度からの問いに置き換えるとどうでしょうか．「とんでもない！」という意見が自然と沸き起こるのではないでしょうか．精神療法についてもまったく同じことがいえます．

　精神療法（ここでは心理療法，カウンセリング等の表現もほぼ同義とします）の厳密な定義は簡単には表現しにくいのですが，総論的な観点からいえば，「患者を見立て，その人格的成長を目指して全人的に関わる営み」であり「精神医学や臨床心理学などの専門的訓練を受けた者によって行われる治療行為」としておきます．この前提に沿えば，きちんと訓練と経験を積んで，相応の資格（国家資格または相応レベルのしかるべき学会等の認定資格など）を取得した者以外には「精神療法」はできない，というより，安易に行うべきではない，といったほうがよいでしょう．この場合の資格とは，精神科医（学会専門医や精神保健指定医の資格等），公認心理師，臨床心理士，などが相当します（とはいえ資格だけでは，技量やセンスまでは保証できないのがやっかいな点です

172

88002-935 **JCOPY**

が）．また，日本の現状では「精神療法」は医療現場や，特定の条件を整えた状況下で実施されることがほとんどですので，保健診療上の条件など通常の医療行為と同じような限界や責任が生じることになります．こうした枠組は，治療者の「達成感」のためだけの無責任で刹那的な一見「精神療法」的な衣をまとった対応の弊害を防ぐためにはそれなりに意味があります．

　脳外科治療のように直接頭を開けるわけではないので，あたかも害が少ないように思えるかもしれませんが，「精神療法」についての誤った理解や不適切な実践は外科治療以上に大きな「侵襲」となりうることを心に留めておいていただきたいと思います．どんなに「善意」に裏づけされた援助行為であっても，それは「精神療法」とはまったくの別物です．てんかん臨床の場でも，「精神療法」が必要な可能性が頭に浮かんだら，まずはその適応があるのかどうかを専門家に相談することをお勧めします．

文献
- 加藤　敏ほか編：現代精神医学事典．弘文堂，東京，2011
- 神田橋條治　精神療法面接のコツ．岩崎学術出版社，東京，1990
- 中井久夫：精神科治療の覚書，新版．日本評論社，東京，2014
- 村瀬嘉代子　心理療法のかんどころ．金剛出版，東京，1998

関連CQ ☞ CQ 1-16，4-1 〜 4-7

（岩佐　博人）

レベル **1** 知っていると対応に役立つこと

Clinical Question 4-9

▶**子どもの患者では誰に何をどのように伝えるのがよいですか?**

　患者が子どもの場合は，どのような伝え方や表現がよいのかはその患児の年齢によって変わってきます．子どもの理解力や心理的状況を把握したうえで，子ども自身と家族の双方とよく話し合いながら診断や治療について伝えていく必要があります[1]．思春期前半の患者は，家庭内でも「弱い立場」にあり，自分の感情を器用に言語化しきれない可能性も念頭においておく必要があります．

　特に，てんかんに伴う心理的・精神医学的課題の併存がある患児は受診に対して積極的ではなく，家族の一方的な「心配」が先行し，本人は病院に無理に「連れてこられた」という被害的な認識になってしまい，診療に対して非協力的な態度を示すこともあります[2]．しかし，臨床現場での子どもの言動をむやみに叱責したり，診察室での態度を無視したりすることは，患者自身が受診するまでに体験してきた大人からの対応の再体験になってしまい，拒絶的な感情を助長しかねません．治療者は，その子の行動や態度は何を伝えたいのだろう，どうしてこのような態度をとるにいたったのだろうか，など，子どもが抱える問題の背景に関心を寄せながら患児自身にとっての「困りごと」を考える必要があります．

　さらに子どもの患者では，てんかんの診断が「自分の病気は何か悪い

こと」であり「自分のせいで家族に迷惑をかけている」という自責感や自尊感情の低下から，孤独感，劣等感などを生じ，引きこもりや不登校などの問題につながるケースもあります．加えて，その挫折体験は持続的な絶望感や孤立感となり，大きなトラウマとなって成人以降の心理状態にも影響しつづけることも少なくありません．

また，家族の心理的負担は家族関係や親子関係に影響を及ぼし，時には家族が子どもに対して過干渉になったり，逆に子どもと家族の心理的な距離が離れてしまったりなど，家族が患児へ負荷をかけてしまう場合もあります[3]　養育者の精神状態の悪化は子どもの長期的な心理面での健康を損なうリスクが高くなりますので[4]，子どものてんかんの場合は家族の心理状態についての対応も念頭におく必要があります．状況に応じて（児童）精神科や心理の専門家との連携が必要となることも留意してください．

文献

1) 日本精神神経学会小児精神医療委員会監，齊藤万比古ほか編：臨床医のための小児精神医療入門．医学書院，東京，2014
2) 齊藤万比古：子どもの精神科臨床．星和書店，東京，2015
3) Lechtenberg, R. 原著，緒方　昭監訳：てんかんと家族．金剛出版，東京，1990
4) Porche, M.V., et al.：Adverse family experiences, child mental health, and educational outcomes for a national sample of students. School Mental Health, 11 (8)；44–60, 2016

関連CQ ☞ CQ 1-7，2-6 〜 2-9，3-1，3-6，3-7

（岩佐　博人，早津龍之介）

レベル **1** 知っていると対応に役立つこと

Clinical
Question
4-10

▶治療者（支援者）自身の心の動きについて気をつけることは何ですか?

　「自分の心の動きって何のこと」といわれてもピンとこない方もいるかもしれません．しかし，他者と向き合う舞台でもある臨床現場では，「自分の心の動き」は最も大切な課題の１つです．

　診察の際，治療者自身が自分の心の状態に無頓着なままだと，不用意に患者との心理的な距離が揺らいでしまいます．例えば，治療者の気分がよくて，「親切」と思えるやりとりができたとしても，それは「診療」ではなく，そのときの一時的な気分でそうなっただけのノリにすぎません．実際，「親切」にしたくなる患者もいれば，少し苦手で遠ざけておきたい患者もいると思います．さまざまな理由があると思いますが，いずれの場合も可能な限り心理的な距離は「一定」であることが望まれます[1,2]．逆の視点からいえば，相手がどのような距離感で臨んできても，治療者は一定の距離を保つことを意識しておく，ということです．もちろんお互いそのときの気分や体調で，やりとりのペースやテンションは少なからず影響を受けます．そのこと自体は当然ですし問題ではありません．しかし，なにやら自分の気持ちに異変を感じたら，それがよい気分でも，不快な気分でも，疲労感であっても，30秒だけでもひと息自分をみつめる時間を設け，自身の状況がどの程度「ゆとり」のある状態なのかを認知したうえで診療に臨みなおすだけでも，他者としての患者

との一定の距離を保つことに役立ちます.

「一定の距離」とは決して事務的な冷たい対応を意味しているわけではありません.大半の治療者は「善意」に裏づけされた最善の診療を提供しようと努力しているという前提ですが,治療者のパワーや能力に限界があるのも事実です.治療者自身が自分の心（気持ち）の有様に目を向け認知することだけでも,治療者自身の刹那的な善意の暴走を防ぎ,力任せの「説教」に陥りかねない危険を防ぎ,結果としてより安定したペースで治療方策を提供し続けることにつながります[2].

さらに,診療科を問わず治療者が,「自分の治療判断」を巡る葛藤を抱えることはありえるでしょう.特にてんかん外科治療に関わる治療者は,誰の目にもわかりやすい「発作消失」という厳しい治療目標に対峙することになります.その際に治療者が抱えるであろうストレスへの対応（いわば治療者自身のメンタルケア）においても,精神医学・心理学の専門家との連携は大きな意味があるのではないかと思います.

文献
1) 岩佐博人ほか：てんかんに併存する精神症状とその対応.BRAIN and NERVE, 70 (9)；1005-1016, 2018
2) 岩佐博人編著：てんかん臨床に向きあうためのシナリオ.新興医学出版社,東京, 2021

関連CQ ☞ CQ 4-1, 4-2

（岩佐　博人）

| レベル **1** | 知っていると対応に役立つこと |

Clinical
Question

4-11

▶精神医学的な相談や併診がスムースにできるようにしたいのですが?

　てんかん診療は小児科(小児神経科),脳神経外科,脳神経内科,精神科の4科が行っている場合がほとんどかと思いますが,てんかん臨床に関わるいくつかの制度は,精神保健及び精神障害者福祉に関する法律(精神保健福祉法)によって運用されていますし,条件が整っていれば併存症の有無にかかわらずてんかんは保険診療上の精神療法の対象となります.このように,てんかんと精神科臨床は密接な関係があるので,ある程度てんかん診療に馴染んでいる精神科医と連携がとれれば好都合なのかもしれません.しかし,実際はてんかん診療に精通している精神科医は多くないのが現実です.この現実を踏まえたうえで,現実的にどのような方策が有用なのか考えてみます.

　精神科的な相談や併診はどのような状況でてんかん診療をしているかによっても違ってきます.総合病院レベルの施設でしたら院内での「他科受診」という方法がありますし,精神科標榜がない医療機関(クリニックを含む)の場合は馴染みの精神科医がいれば紹介するという流れになるかもしれません.しかし,精神科はいろいろな意味で特殊性をもっていますので,精神科受診に対しては患者が抵抗感を感じる場合もあります.特に入院治療は他科の入院とは手続き上も違いがあるので,精神科受診を患者や家族に提案する際はそうした特殊な側面を治療者も

ある程度理解したうえですすめる必要があります.

　精神科併診を考慮するときの，具体的なポイントとしては，単に2つの診療科が林立するのではなく，双方が相互に補完できるような関係を保つようにすべきです．定期的な合同カンファレンスの開催や，何らかの形でのケア会議などをおこない，リアルな患者像を共有しながら「精神医学」的な議論が可能になるようにすべきでしょう．その際，てんかん診療医，精神科関係の担当者（精神科医や心理士等）の双方が忌憚ない意見の交換ができるような配慮が必要であることはいうまでもありません．そのうえで，何かことが起こったときだけでなく，各医療施設の現状を踏まえたうえで，いろいろな機会を利用して普段から信頼できる精神科（医）との日常的な連携を維持する流れを構築しておくことが大切です.

文献

・　厚生労働省：てんかん地域診療連携体制整備事業実施要綱. 2016（https://www.mhlw.go.jp/file/06-Seisakujouhou-12200000-Shakaiengokyokushougaihokenfukushibu/0000167028.pdf）（参照 2024/06/20）

関連CQ ☞ CQ 1-19，2-4，2-5，2-32

（岩佐　博人）

NOTE 1. 心のやりとり ―てんかん臨床の「隙間」で―

　「心に向き合う」という課題は,「人の心などわかるはずがない」という前提を思いうかべると,非常に困難な局面であるともいえます[1].筆者らがてんかん臨床で気になるのは一見必要十分な対応の「隙間」に見え隠れする,下手をすると気づかれない,気づいても重視されずにかすんでしまう「何か」についてです.その隙間にこそ「心に向き合う」べき何かが漂っているのではないかと思えるのです.

　心に向き合うにはいくつかの留意すべき事項があります.まずは,治療者自身が自分の心の動きについて意識し,自分の言葉や態度が相手にどのように影響しているかを考えないと,相手の反応の解釈を誤ってしまうということです.「自分を知る」ことは簡単なことではありませんが,治療者（面接者）自身が自分の葛藤に気づかないと,患者との会話の際に敵意や疲労感などの感情を引き起こすことがあり,相手を理解するにあたって大きな障碍となります[1].

　一方,患者も自身を知っていくということが大切です.例えば,自分は「治らない」と感じている患者はそのことをどのように受容しているのでしょうか.いや受容などできていない,と思うほうが自然かもしれません.それでも患者はそれぞれの自己を保ちながら実際の生活を少しでも「幸福」に過ごせるように生きています.当然,疾患を抱えることでの苦痛や哀しみもあるはずですが,人間は自分の経験と思考の範囲内でしか相手を理解できないという限界を思えば,治療者も患者の「感情」のすべてを真に共有はできないかもしれません.それでも治療者として何ができるのかを考えるなら,こちらの理解がまちがっていないか,相手に確かめるためのフィードバックを時折挟みながら地道なやりとりを重ねるという真摯な姿勢こそ,治療者・患者双方が自身の心を知っていくための大

きなプロセスになるのではないでしょうか．その際，他者（患者）とのやりとりでは，治療者の方が何事もよく理解しているという一方的な前提で解釈を押し付けるようなスタンスを避け，むしろ治療者の方が「よくわからない」という姿勢で患者に問いを発することが有用な局面もあります（無知の姿勢，not-knowing stance と称されます[2]）．このことは，治療者側が一方的に「わかっている」という思い込みにおちいることを回避するうえで大事なポイントではないでしょうか．

「こちら側が，患者はほんとうは何を語っているのかを知ろうと努めると，結局は患者も『自分が考えていること，伝達しようとしていること，隠蔽しようとしていることは何か』ということが少しははっきりしてくるようになり，人生の把握も少しはしっかりしてくる」[3,4]という言葉は，他者と向き合う際に治療者が心に留めておくべき言葉だと思います．

てんかん臨床において精神医学・心理学的な視点が求められる真の理由はそこ（隙間）にあるのかもしれないと思う次第です．

文献

1) 河合隼雄：こころの処方箋．新潮社，東京，1992
2) Bateman, A., et al.: Mentalization-based treatment. Psychoanal Inq, 33(6)；595-613, 2013
3) Frosh, S.: Countertransference. Key Concepts in Psychoanalysis. The British Library, London, p.99-104, 2002
4) Sullivan, H.S. 原著，中井久夫ほか訳：精神医学的面接．みすず書房，東京，1986

（岩佐　博人，原　広一郎）

NOTE 2. 「心に向き合う」とは ―精神科臨床からの提言―

「心に向き合う」とは，第1に相手を理解しようという姿勢だと思います．精神科，心療内科を受診する患者の多くは，理解してもらいたいという姿勢で来院します．それに応える姿勢が，患者に安心感を与え，患者は多くを話してくれるのだと思います．

第2のポイントは共感でしょう．共感は，相手の内面世界を自分自身の世界のように理解することです．簡単にいえば，この2つの要点が，「心に向き合う」ということでしょう[1,2]．

ちなみに，日本人は欧米人に比べると共感能力が高いといわれており，相手がすべてを話さなくても，相手の感情をつかむことに長けているかもしれません．しかし，専門家としての精神科医の場合は，さらに深い理解が必要です．最近は，パーソナリティ症，発達症，愛着障害，虐待などの問題を抱える人が急速に増え，また引きこもりを長期間続けている人も多くみられます．統合失調症やうつ病だのといっているだけではすみません．多様な心の疾患を抱えた人たちの心に向き合うことが，どうしても必要になっています．そのためには，相手の心に向き合うのみでなく，自分の心にも向き合う姿勢が必要で，このような姿勢のことをメンタライゼーションと称します．その要点は「心で心を思うこと」「自己と他者の心に注意を向けること」「誤解を理解すること（相手の心を読んだつもりでも間違えていることもあることを理解）」「自分自身を外側からながめること，他者を内側からながめること」などが挙げられています[3]．例えば，怒りを表している患者に向き合うのはとても難しいことです．心を研ぎ澄ましていないと，患者の怒りを避けて他人のせいにしたり，怒りを鎮めようと慰めたりすることがあります．これでは，心に向き合ったことになりません．怒りは，怒りを向けられた人を傷つけるだけでなく，たいてい怒っている本人をも傷つけます．その際，自己の内面と他者の内面に注意を向け，それを知る

ことがメンタライジングであり，むしろ傷つきからの回復の契機と
なります．精神科的な視点からいえば，このようなことを積み重ね
ながら，薬物療法とあわせて治癒を進めることになります．

てんかん臨床でも，精神的・心理的な側面への支援を含む「包括
的視点」という言葉を形骸化させないためには，ここで述べた姿勢
はとても重要だと思います．

文献
1) 丸田俊彦：サイコセラピー練習帳．岩崎学術出版社，東京，1986
2) Ornsteir, P.H. 編，伊藤　洸訳：コフート入門．岩崎学術出版社，東京，1987
3) 上地雄一郎：メンタライジング・アプローチ入門．北大路書房，京都，2015

（古関啓二郎，岩佐　博人）

NOTE 3. こころの専門家の資格
―公認心理師と臨床心理士―

　現在，日本の心理職に関する国家資格は「公認心理師」と呼ばれる資格があります．2015年に公認心理師法が交付され，2018年に初の国家試験が実施されました．このように心理職が国家資格化されたのは最近のことです．しかしそれ以前から，精神医学領域では心理療法の重要性は定着していましたので，心理治療の専門家が必要でした．そのため，公益財団法人日本臨床心理士資格認定協会（以下，協会）によって認定される「臨床心理士」という資格が運用されていました．臨床心理士の制度は国家資格ではなく，協会が実施する試験に合格すれば認定を受けることができる民間資格です．受験資格は協会が指定する大学院を修了しているか，またはそれに準ずる知識や経験を有することとなっています．他にさまざまな類似の名称を目にすることがありますが，医療現場で実臨床に携わっている職種としてはこの2つの資格が主たるものです．

　心理職の国家資格化が進まなかった理由はたくさんあります．目に見えない「こころ」を扱う専門家に対して，どのような方向性をもった資格条件とするのか，そもそも資格そのものが必要なのかという議論もありました．最近ではよく耳にする「こころのケア」という言葉ですが，以前は身体的な医療等と比較して「メンタルヘルス」の重要性が日本ではあまり認知されていなかったという土壌も大きな要因かもしれません．

　公認心理師と臨床心理士が担うべき役割は同様のものですが，資格取得の条件や経験内容は同一のバックグラウンドではありません．しかしどの資格を持っていようとも，心理臨床を実践していく者の責務として，クライアントへの治療的対応についての適切な指導や評価を継続的に受けること（スーパービジョン等）や，定期的に行われている研修会や事例検討会等への参加や学術的活動を行う

など，積極的な研鑽を積み，向上心や努力を惜しまないようにすることが大切です．

文献
- 日本臨床心理士資格認定協会：臨床心理士とは．2014．（http://fjcbcp.or.jp/）（参照 2024-06-24）
- 厚生労働省：公認心理師．（https://www.mhlw.go.jp/stf/seisakunitsuite/bunya/0000116049.html）（参照 2024-06-24）
- 日本臨床心理士会：臨床心理士に出会うには．（https://www.jsccp.jp/near/search/）（参照 2024-06-24）

（保阪　玲子）

NOTE 4. 「虐待」について知ってほしいこと

　長らく精神科臨床では，虐待について十分な議論がされてきませんでした．それにはさまざまな理由があるのですが，この数年児童虐待の件数はうなぎのぼりに増えています．それに呼応するように，精神科の臨床場面では，虐待を受けたと思われる成人患者も予想外に多いことが私たち精神科医にも実感されるようになってきました．

　筆者の患者のなかにも幼少時のトラウマによる精神障害と思われる方が，50歳代でも60歳代でもおられます．幼少時のトラウマは，その後もずっと，日々何かのタイミングでその傷が開くのです．ですから，いつまで経っても「治る」ことがないのです．悪夢とフラッシュバックによって，いつでも傷が開くのです[1]．

　虐待との関係で，複雑性心的外傷後ストレス症（complex post traumatic stress disorder：CPTSD）という呼称がICD-11に収載されました[2]．これは幼少時に家庭内で繰り返された身体的，性的，あるいは心理的虐待によるトラウマによって起こる病態です．この疾患では，精神医学的には心はいつまでたっても脆弱で，その結果，衝動的，暴力的であったり，無力感や自己肯定感の欠如が続いてこのまま，うつ病やパーソナリティ障害を引き起こしたりします．

　また，CPTSDは純粋に心理的問題なので，心理士が主として扱うべき領域だろうと思われるかもしれませんが，そうともいえません．CPTSDの発症基盤には，記憶と睡眠の問題，さらに，自律神経系の機能との関連があることも指摘されており[3]，今後は医療の分野としても多角的視点から対応せざるをえなくなってくるでしょう．言い換えれば，虐待による精神障害は，心と肉体の双方の不具合によって出現する病態と考えるのが妥当かもしれません．治療に関しては，有効な薬物療法が今後開発されてくるとは思いますが，

NOTE 4. 「虐待」について知ってほしいこと

それでも心理療法は欠かせません．しかし，これまでの通常のカウンセリングを行うと，トラウマの傷口が大きく開き，時に悪化することもあるため，CPTSD に特化した心理療法が推奨されています．こうした心理療法はどこでも誰でもできるわけでもないため，いまのところ一般的には二次的に発症した症状への対症療法にとどめざるをえない場合が多いのが現状でしょう．

虐待に関する課題は，心因性非てんかん発作（psychogenic nonepileptic seizure：PNES）を含むてんかん臨床とも無縁ではありません[4]．よって，何科の治療者でもトラウマや PTSD についての適切な知識を身につけておくことが望ましいでしょう．

文献

1) Herman, J.L. 原著，中井久夫訳：心的外傷と回復．増補版．みすず書房，東京，1999
2) 金 吉晴：ICD-11 におけるストレス関連症群と解離症群の診断動向．精神経誌，123（10）；676-683, 2021
3) Porges, S.W.：The polyvagal theory：new insights into adaptive reactions of the autonomic nervous system. Cleve Clin J Med, 76（Suppl 2）；S86–S90, 2009
4) Yang, T., et al.：Childhood trauma in patients with epileptic vs nonepileptic seizures. Epilepsia, 64（1）；184–195, 2023

（古関啓二郎）

NOTE 5. 児童精神科の役割
—てんかん臨床における使命—

　近年，小中学生の不登校の人数が過去最多の 24 万人にまでのぼるという報告がありましたが[1]，不登校に限らず子どものメンタルヘルスが世間で話題になる機会が増えてきたように感じます．児童精神科では不登校や子供の心理面への対応が大きな役目になっていますが，基本的な事項については多くの優れた成書[2~4]がありますので詳細な内容などはそちらをご参照ください．ここでは筆者なりの私見を交えて，児童精神科の大事な課題について考えてみたいと思います．

　児童精神科は，成人の診療以上に患者（患児）を「丸ごと」診なければならない分野であると思います．子どもの場合は，表出される「症状」を単なる「精神障害」として把握するのではなく，その子の成長の度合い，ひいては精神発達の度合いという視点を絡めて判断する必要があります．問診で得られる内容には，子ども自身のみならず複数の大人の思惑が混在します．家族や教師であったり，もしくは地域の支援者であったりと，問診を重ねるほど多くの人物が登場し，時には子ども本人ではなく，周囲の声の方が大きく，子ども自身の思いは霞んでしまうこともよくあります．そんななかで，子ども自身が困っていることに改めて焦点を当てるために，治療者は中立的な立ち位置を維持しながら子どもが身を置く状況を見渡し，客観的に評価することが重要です[5]．子ども自身の力の成長を見守りながら，児童精神科の現場が，子どもが疲弊したときに休める止まり木の 1 つになれるような医療を行う必要があると思います．さらに，子どもの一時期だけを診ているから「児童精神科」なのではなく，その子どもが，その後の長い人生を自分らしく生きていくことを見据えた観点をも持ち合わせた対応こそが児童精神科に必要な視点ではないでしょうか．

さて，てんかんも児童思春期に発症率が高い疾患です．そうした視点からに，てんかんという疾患の心理的，身体的負担による不安，家族関係や学校での対人関係の変化，合併疾患への対応など，児童精神科こそが関与すべき側面が多々あります．しかし残念ながら，てんかん臨床・児童精神科の有意義な相互関与が実践されていないのが現状です．児童精神科に関わる者，てんかん臨床に関わる者，双方にとって，密接な連携は大きな課題であることをもっと認識すべきでしょう．

文献

1) 文部科学省初等中等教育局児童生徒課：令和 3 年度 児童生徒の問題行動・不登校等生徒指導上の諸課題に関する調査結果について．2022（https://www. mext.go.jp/content/20221021-mxt_jidou02-100002753_1.pdf）（参照 2024-06-24）
2) Thapar, A. ほか編，長尾圭造ほか監訳：ラター児童青年精神医学，第 6 版．明石書店，東京，2018
3) 日本小児心身医学会編：小児心身医学会ガイドライン集，改訂 2 版．南江堂，東京，2015
4) 齊藤万比古：子どもの精神科臨床．星和書店，東京，2015
5) Blos, P. 原著，野沢栄司訳：青年期の精神医学．誠信書房，東京，1971

（早津龍之介，岩佐　博人）

NOTE 6. てんかんと家族・親子関係

てんかんの診療でも患者の年齢如何にかかわらず，患者–家族関係が大きな意味をもっていることは今更いうまでもないと思いますが，ここでは児童精神科的視点からいくつかのポイントについて述べたいと思います．

子どもの場合，十分な自己対処ができないことが多いうえに，不安をうまく言語化できないこともあり，その子が抱えているストレス要因を治療者や親が十分に評価できない場合があります．その結果，周囲からははっきりした理由がわからないまま，衝動的な行動や不登校など実際の行動面での問題が生じることもあります．また，自分が病気を抱えていることに対して自責的になったり，易怒的になったりすることもあります．さらに，そのようなわが子の様子をみて，親も苦しみ，家族の精神的不調や家庭内不和に至ることもありますので，子どもの患者の場合は，成人の場合以上に親の心理的状態についても把握することが大切です[1,2]．

ほとんどの子どもの患者では受診の際には，家族の付き添いがあるため，考慮すべき課題のヒントは診察室での親子のちょっとしたやりとりや会話から察することができる場合があります．子どもにとって親は最も身近にいる重要な存在です。親の言動によって子どもの言動は容易に左右され，感情的にも不安定になることがあります．外来診療場面における患者と家族の会話というものは，単なる言葉のやりとりではなく，普段の患者と家族の関係性を垣間見るチャンスとなります．子どもが親の顔色を過剰にうかがっていないか，親の子どもへの接し方はどうかなど，着目すべき点は少なくありません．

てんかん臨床でも，親が担う患児の日常生活における行動範囲や養育環境の判断，日常生活のリズム，また親が抱えている養育上の悩み等についても幅広い視点で捉え，家族だけで問題を抱えこみす

ぎないようにさまざまな専門家との連携を図れるような工夫が必要です[3,4].

文献

1) 齊藤万比古：不登校の児童・思春期精神医学. 増補. 金剛出版, 東京, 2016
2) 滝川一廣：子どものための精神医学. 医学書院, 東京, 2017
3) Ellis, N., et al.：Epilepsy and the family：a review of current literature. Seizure, 9（1）：22-30, 2000
4) Huber-Mollema, Y., et al.：Maternal epilepsy and behavioral development of the child：Family factors do matter. Epilepsy Behav, 94；222-232, 2019

（岩佐　博人，早津龍之介）

NOTE 7. 高次脳機能リハビリテーションとてんかん

高次脳機能とは，言葉や道具を使うこと，計画を立てることなど人間に特有の高度な能力を意味します[1]．機能の内容によって左右いずれかの大脳半球が重要な役割を果たしています．原則的に，右利きの場合，左半球に言語機能や行為をつかさどる連合野が存在し，反対側（右半球）では構成，空間認知の機能をつかさどっていることが多いです．また前頭葉は社会性，全行動のモニタリング，注意機能，遂行機能，後頭葉は視覚認知にかかわっているとされています[2,3]．

脳がなんらかの損傷を受けると高次脳機能にも影響が出ます．高次脳機能が低下し日常生活に影響が出た場合，高次脳機能障害といいます．障害された高次脳機能の内容によって，言語であれば失語症，行為であれば失行，構成であれば構成障害，視知覚であれば失認，注意であれば注意障害と呼ばれています．

てんかんはニューロンの障害が関与する病態であり，いくつかの高次脳機能障害が認められることがあります．一方，てんかん性放電の発現は必ずしも脳内の形態学的な異常と関連するとは限りません．そのため，画像検査や脳波などの生理学的所見からは高次脳機能障害の存在を掴みにくい場合があります．障害の実態を見落とさないためには，患者・家族が困っていること，社会生活のなかで困難さを指摘されることをくわしく聞き，障害を引き起こしている脳内のメカニズムを推定する必要があります．また，1つの障害だけでなく複数の機能障害が重なり，社会生活に支障をきたしていることが多いため，全般的認知機能・言語機能・記憶機能・注意機能など患者の脳機能を全体的に検査できるような工夫が，実際に患者が味わっている「困難さ」の実情が把握できる場合があることにも留意が必要です．

てんかん臨床では，神経心理的な評価に基づく機能的なリハビリ

テーションを提供することで高次脳機能障害が改善する場合があることを念頭において診療に臨むことが大切でしょう[4,5].

文献

1) 平山和美編著：高次脳機能障害の理解と診察. 中外医学社, 東京, 2017
2) 平山惠造ほか編：脳血管障害と神経心理学, 第2版. 医学書院, 東京, 2013
3) 石合純夫：高次脳機能障害学, 第3版. 医歯薬出版, 東京, 2022
4) 鈴木健之ほか：てんかん患者の認知機能障害に対するリハビリテーションの有用性. てんかん研究, 34(1)：23-30, 2016
5) 廣實真弓ほか：内的動機づけと誤りなし学習を用いた拡散的思考リハビリテーションが有効だった言語障害のある側頭葉てんかんの一例. てんかん研究, 38(2)：147-154, 2020

（益子紗緒里, 岩佐　博人）

NOTE 8.　てんかん外科治療—最近の話題を含めて—

　薬による治療でてんかん発作のコントロールが難しい場合に，手術による治療（てんかん外科）の選択肢があります．その際，てんかん外科手術のためには，てんかん性放電を発生している領域（てんかん原性焦点）を同定できるかどうかがとても重要です．そのためにいくつかの特殊な検査が必要になります．

　例えば，MRI などの画像診断で，限局性皮質形成異常（focal cortical dysplasia：FCD）や腫瘍などの病変が原因であると推定できる場合は，摘出術などが可能です．しかし，画像診断で明らかな病変が特定できない場合は，てんかん発作の原因となる領域（地震にたとえると震源地）にあたるてんかん原性焦点（epileptogenic focus, epileptogenic zone，図-a）を他の方法で見つける必要があります．そのような場合，これまでは開頭術（頭蓋骨の一部を開けること）により脳の表面（硬膜の下）に電極を置いて，てんかん性放電が生じる部位を調べる検査（硬膜下電極留置術）を行い，その後，該当する部位を摘出する手術が行われてきました（図-b）．しかし最近では，頭蓋骨に開けた小さな穴を通して細い電極を挿入し，発作が脳のどの部分から生じているかを数日間にわたって調べる定位的頭蓋内脳波（stereotactic electroencephalography：SEEG）が日本でも保険承認され，行われる件数が増えてきました（図-c）．この手法は，以前の開頭術と比較すると，患者の負担をとても軽くすることができます．

　また，外科治療の手法に関しても，てんかん発作発現の原因となる部分を切除するのではなく，てんかん性放電を発生している神経の活動を調整する治療として，ニューロモジュレーション（neuromodulation）と呼ばれているテクニックが脳神経外科領域で広まってきています．迷走神経刺激療法（vagal nerve stimulation：VNS）はその 1 つで，頸部の迷走神経に刺激電極を巻きつけ心臓

ペースメーカーのような装置により刺激することで効果が得られます．さらに，最近では，視床に電極を留置し，持続的に刺激する脳深部刺激療法（deep brain stimulation：DBS）により発作の頻度，程度を改善させる治療が開発され，日本でも実験が始まりました．

いまだ課題は残されてはいますが，より侵襲性が少なく，かつ治療効果の高い外科治療の実現に向けて日々研究が進んでいます．

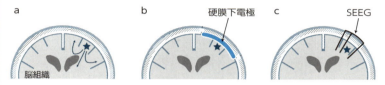

■：頭皮，▨：頭蓋骨，□：硬膜，■：くも膜下腔（髄液），★：てんかん原性焦点

図　SEEGと硬膜下電極による検査
a：てんかん原性焦点からの放電の広がり方のイメージ
b：硬膜下電極による検査（従来の方法）
c：Stereo encepahalography(SEEG)による検査

文献

- Higuchi, Y.：Stereotactic radiosurgery for movement disorders. Principles and Practice of Stereotactic Radiosurgery (Chin, L.S. et al. eds). Springer, Berlin, p. 671–679, 2015
- Mullin, J.P., et al.：Is SEEG safe? A systematic review and meta-analysis of stereo-electroencephalography-related complications. Epilepsia, 57（3）；386-401, 2016
- Ryvlin, F., et al.：Neuromodulation in epilepsy：state-of-the-art approved therapies. Lancet Neurol, 20（12）；1038-1047, 2021
- Touma, L., et al.：Neurostimulation in people with drug-resistant epilepsy：systematic review and meta-analysis from the ILAE Surgical Therapies Commission. Epilepsia, 63（6）；1314-1329, 2022

（樋口　佳則，青柳　京子）

NOTE 9. 包括的てんかん医療を目指して─現状と課題─

てんかんは有病率の高い疾患であるにもかかわらず，てんかん患者が必ずしも専門的な医療が受けられていないということが長年課題となっています．小児科，精神科，脳神経内科，脳神経外科といった4診療科の間での連携や，慢性の経過をたどるため教育や福祉との情報共有が不可欠ですが，そのような連携についても不十分な面があります．さらに一般診療医の間でもてんかん診療に取り組む窓口が不足していることも背景と考えられます．そこで，てんかん患者が専門的な医療にアクセスする機会を増やすことを目的に厚生労働省により「てんかん地域診療連携体制整備事業」が立ち上げられました．この事業では，てんかん診療を専門とする医師が在籍し，てんかん診療に必要な検査が可能であること，などの要件を満たす「てんかん支援拠点病院」を各都道府県に配備することを目指しています．また，てんかん診療支援コーディネーターを配備し，患者・家族への専門的な相談支援，他の医療機関や自治体，関連機関との連携を円滑にし，患者，家族，地域住民や医療関係者への教育・啓発活動を行うことも盛り込まれています．当初，2022年までに各都道府県に支援拠点病院を設置することが目標とされましたが，2024年6月時点で，全国で30施設の指定にとどまっています[1]．

また，てんかん医療の専門的組織である日本てんかん学会では，てんかん医療に関わるすべての職種による学際的包括的連携によって高度なてんかん医療とケアを提供し，またその地域の基幹施設として診療連携の強い指導的役割を担う施設が必要であるとして，2020年より「包括的てんかん専門医療施設」の認定を開始しました．専門的知識を背景とした高度な専門医療の提供を基盤とし，併存する精神医学的課題などに対する適切な診療，就労支援・社会参加への推進，遺伝的希少疾患・難病疾患の診断治療，さまざまな手

法のてんかん外科の実施などが行えること等，非常に高度な条件を付したものであり，2023年10月時点で24施設が認定を受けています[2,3]．さらに，包括的てんかん専門医療施設の無い地域でも質の高いてんかん診療を展開していくために，一定の条件を満たす2〜3施設の連携による「包括的てんかん専門医療提携施設連合」の認定も行われています（日本てんかん学会により2025年度より認定開始）．

いずれの制度も，てんかん医療の質の向上と裾野の拡充を目指すための礎となることが期待されます．しかし，その一方で，こうした制度による「包括医療」が地域のてんかん医療に普遍的に還元されるものにならなければ，ただの名目上の「認定」にしかすぎないものになってしまいます．そのことをてんかん医療に関わる者は肝に銘じる必要があります．

文献

1) 厚生労働省：てんかん地域診療連携体制整備事業実施要綱．2016（https://www.mhlw.go.jp/file/06-Seisakujouhou-12200000-Shakaiengokyokushougai hokenfukushibu/0000167028.pdf）（参照 2024/06/20）
2) 日本てんかん学会：包括的てんかん専門医療施設の定義・あり方・施設基準（2023年改訂版）．2023（https://jes-jp.org/images/senmonsisetu/8senmor.kijyun2023.pdf）（参照 2024/06/20）
3) 山内秀雄ほか：てんかん診療の標準化と均てん化．日本臨牀，80；2035-2039, 2022

（青柳　京子，岩佐　博人）

NOTE 10. 「てんかん精神病」の理解と誤解
─診断名がつながらない？─

「てんかん（性）精神病」という表現は，てんかん罹患後になんらかの精神症状が出現した場合全般に使われていることが多いかと思います．Epileptic psychosis という英語の psychosis はイコール日本語の「精神病」ではないのですが，適切な訳語がないため慣用的にこの言葉を当てはめて使用しているのが現状といえます[1]．このような大まかな輪郭で用いられていることには，メリットもあればデメリットもあります．メリットとしては，てんかんになんらかの精神症状が合併しているイメージが通じやすい点だと思います．一方デメリットとしては，あまりに漠然とした括りなので精神科医からすると具体的な病状を想定しにくくなります．精神科的視点では「精神病」という表現はほぼ統合失調症を想起し，うつ（病）や不安障害，あるいは発作間欠期にみられる不機嫌状態等をも「精神病」として表現することには少なからず違和感を感じます．また，精神科的併存症状はそれぞれの病状によって予後や対応も異なり，社会生活への影響もさまざまです[1,2]．そのため「精神病」という一括りでは，実践的な治療方策を考えるうえでも限界があります．

また，「てんかん精神病」の実態をわかりにくくしている要因として，精神医学領域で比較的よく利用される診断基準（DSM 等）と，てんかんに併存する精神症状を表す特有の用語の関係が明確でないことも挙げられるかもしれません．ICD-11 の精神医学領域の用語の名称変更（精神病という表現を用いず「精神症」とするなど）や[3]，てんかん症候群の病型分類の改訂案が検討されていることを加味して考えると[4]，てんかんの併存精神症状の表現がさらに混沌としてしまう可能性もあります．ただ，さえわかりにくい精神科的な診断名と，馴染みにくいてんかん領域特有の表現が乖離しないように，双方の分野で共有できるような病態理解や用語の関連を整

理していく作業も大切だと思われます.

　いずれにしろ，現場レベルでは「わかりにくい」とばかりもいっ
てもいられないので，まずは，てんかん臨床と精神科的な視点との
共有を図るために表に示したような大枠を念頭に置いておくことを
おすすめしたいと思います[5].

表　てんかんでみられる精神医学的・心理学的症状の見立てのための指標

てんかんに併存する 精神症状	抑うつ症状群，不安症群，強迫症および関連症群， その他の神経症
てんかん発作としての 精神症状	焦点意識減損発作，焦点意識保持発作，欠神発作重積　等 （症状および脳波所見によって診断）
発作間欠期のてんかん 特有の精神症状	認知機能障害，精神病（統合失調症）様症状，気分障 害（抑うつ症状群，双極症等），パーソナリティ症群， 不安症群（発作恐怖症 含む）
その他の要因と 関連するもの	抗てんかん発作薬による有害反応， 特殊な脳波上の変化と関連するもの（強制正常化， 種々の重積，その他）　等

（文献 5 をもとに著者作成）

文献

1)　岩佐博人ほか：てんかんに併存する精神症状とその対応—精神医学的視点
　　を含む診療構造の提言—. BRAIN and NERVE，70（9）；1005-1016, 2018
2)　Kerr, M.P., et al.：International consensus clinical practice statements for
　　the treatment of neuropsychiatric conditions associated with epilepsy.
　　Epilepsia. 52（11）；2133–2138, 2011
3)　松本ちひろ：ICD-11「精神，行動，神経発達の疾患」構造と診断コード.
　　精神経誌　123（1）；42-48, 2021
4)　Wirrell, E.C., et al.：Methodology for classification and definition of
　　epilepsy syndromes with list of syndromes：report of the ILAE Task
　　Force on Nosology and Definitions. Epilepsia, 63（6）；1333-1348, 2022
5)　Kirshnamoothy, E.S., et al.：The classification of neuropsychiatric
　　disorders in epilepsy：a proposal by the ILAE commission on
　　psychobiology of epilepsy. Epilepsy Behav,10（3）；349-353, 2007

（岩佐　博人）

エピローグ

「この何十年の，私の人生はなんだったんだ！」，これは，難治てんかん患者の母親が，筆者が 10 年近く診療を続けてきたある日の外来で吐き出した言葉です．この母親はこれまで挫けることなく人生の大半の時間を息子のケアを最優先にして過ごしてきた"理想的な母親"でした．この言葉は，「こんなに大変な病気を息子に背負わせてしまった」という自責感，母親自身がやりたかったことも我慢して生きてきたのに発作消失に至らないことへの憤り，あるいは，もっとなんとかならないのかという治療者への叱咤など，さまざまな気持ちが堰を切って溢れ出し，慟哭のように響きました．当然，その場凌ぎの励ましなど無意味に思え，筆者は返す言葉もなくただ耳を傾けることしかできませんでした．

てんかん患者や家族の「よりよい人生を目指す」という目標の実現に向けて，新薬開発や，外科治療の発展等，てんかん学はいろいろな面で進歩し続けていることは事実です．しかし，発作が完全消失しない患者や家族にとっては"てんかん学の進歩"は結局のところさほど恩恵になっていないのかもしれませんし，そのような現実にはそれぞれの立場での落胆も生まれます．"落胆"へのうわべだけの同情や，「ケースバイケースだから……」という月並みな言葉はむなしく響くだけでしょう．しかし，魔法のような方策や"気の利いた"方策がすぐには見つからなくとも，「落胆」や「悲しみ」を共有していこうとする姿勢は，当事者が人生を生き続けるうえでの「支援」として少なからず意味のあることです．とはいえ，治療者として，理想通りの目標に到達できなかった現実に対峙しなくてはならないとき，当事者，治療者双方は「悩み」を抱えることになります．とりわけ，治療者は自分の臨床について不全感や無力感を伴う居心地の悪さを味わうかもしれません．

"居心地の悪さ"はどのような立場の支援者にも訪れる可能性があるということを踏まえるなら，精神医学や心理学的視点は，病を抱える当事者に対してはいわずもがな，治療者自身が自分の心に向き合ううえでも普遍的に"役に立つツール"だといえるのではないかと思います．本書にはそのような思いも込めました．努力しても必ずしも最良の答えに辿り着けない課題にも向き合わざるをえないとき，精神医

学そのものへのスティグマや拒絶感を超えて，ともに悩むてんかん臨床を続けるためにこの本が少しでも役に立つことを祈念する次第です．

＊　　　　　＊　　　　　＊

　本書の完成に至るまで，診療や研究などで多忙にもかかわらず執筆協力を快く受けてくださった共著者の皆様には直接または間接的にも大変お世話になりました．また，迅速かつ丁寧なコメントと鋭いアイデアを提示しつづけていただいた新興医学出版社の林峰子氏，田代幸子氏にも心より感謝申し上げます．お陰さまで，混沌としたイメージしかなかった本書の企画を固めていくことができました．ちなみに，筆者としては本書のタイトルは，「心でつなぐてんかん臨床」とか「てんかん臨床ダイアローグ」とか，いろいろそれらしい案を両氏に提案したのですが，それでは誰もこの本を手にとってくれないという理由でことごとく頑強に却下され，結局，林，田代両氏の提案によるタイトルになりました．当初はなかなかしっくりこなかったのですが，頭のなかで唱えているうちに，まさに本書が企図した本質を示す図星のタイトルではないかと思えるようになりました．

　さらに，今なお学ばせていただいている，患者さんやご家族に心より感謝したいと思います．結果として本書が，編著者の意図が反映されたものになっているとしたら，こうした皆様のお陰に他なりません．

岩佐　博人

索　引

▶ 英 文

A

antiseizure medication：ASM
............22, 29, 40, 57, 96, 99, 101, 110, 134
attention deficit hyperactivity disorder：
ADHD.. 84, 86
autism spectrum disorder：ASD
.... 85, 86, 114, 118

B

burden of normality 48

C

complex post traumatic stress disorder：
CPTSD 188

D

dacrystic seizures 103
deep brain stimulation：DBS..... 53, 197

F

focal cortical dysplasia：FCD 196

I

ictal fear..42
informed consent：IC................ 50, 59

L

learning disability：LD........................86

N

neuromodulation 196
not-knowing stance 183

P

photoparoxysmal response：PPR 154

R

resolve..63

S

shared decision making：SDM
....50
stereotactic electroencephalography：
SEEG................................. 196, 197

V

vagus nerve stimulation：VNS
.... 50, 53

W

Wechsler Adult Intelligence Scale：
WAIS.....................................18

▶ 和 文

あ

愛着障害............................... 92, 184
アイデンティティ...................... 48, 122
アカシジア.................................107
アドヒアランス............................65
アンビバレンツ..........................153

い

意識...166
遺伝...145

う

ウェクスラー式知能検査....................18
うつ............................ 66, 98, 100
運転免許........................... 143, 146

か

解離症··92, 114
カウンセリング············44, 79, 164, 166
学習障害···86, 128
過呼吸発作··42
過剰な干渉···150
環境調整··121
感謝··161
患者-家族関係······································192
感情··169, 182
緩和的治療··53

き

記憶障害··130
既知感··42
気分···104
気分症··136
虐待··88, 92, 188
キャリーオーバー····································32
共感··159, 170
共同意思決定···································50, 52
強度行動障害··120
恐怖症··94, 116
拒絶··148
拒薬··35, 65

け

ケア会議··179
軽躁···102
傾聴··47, 170
外科手術······································54, 56
外科治療······································50, 52
欠格事項··143
幻覚··111
幻覚妄想状態···82
限局性皮質形成異常································196

こ

抗うつ薬··106
高次脳機能····································20, 130

高次脳機能リハビリテーション
··194
抗精神病薬····································115, 134
交代性精神病··103
抗てんかん発作薬·············22, 29, 40,
　　57, 96, 99, 101, 110, 134
抗不安薬··134
硬膜下電極留置術··································196
コーピング··68
コンプライアンス····································64

さ

罪責感··38
詐病···123

し

自我··26
自我同一性の危機··································152
自殺企図··80
自殺念慮··100
支持的精神療法·····································106
自傷···118
自責感··26, 175
失語症··20, 127
自動車運転死傷処罰法·····························147
児童精神科··································33, 91, 190
児童相談所···140
自閉スペクトラム症·······85, 86, 114, 118
若年ミオクロニーてんかん·······132, 154
社交不安症···94
出産···144
受容·······························15, 24, 39, 170
狩猟免許··143
消失··48, 63
焦点意識減損発作····································15
食欲減退···96
心因性非てんかん発作·····82, 92, 122, 124
神経発達症··84
心的外傷後ストレス障害··············75, 92
心的外傷体験··119

心理教育‥‥‥‥‥‥‥‥‥‥‥‥106
心理検査‥‥‥‥‥‥‥‥‥‥‥‥‥18
心理的（な）距離‥‥‥‥‥‥61, 175
心理的発達段階‥‥‥‥‥‥‥‥‥33
心理療法‥‥‥‥‥44, 79, 164, 166

す
スーパービジョン‥‥‥‥‥‥‥186
ストレス‥‥‥‥‥‥‥‥68, 70, 76
ストレス対処法（ストレスコーピング）‥68
ストレッサー‥‥‥‥‥‥‥‥‥‥76

せ
性格‥‥‥‥‥‥‥‥‥‥‥‥‥132
正常性（健常）の重荷‥‥‥‥‥‥48
精神運動興奮‥‥‥‥‥‥‥82, 120
精神科救急‥‥‥‥‥‥‥‥‥‥80
精神症‥‥‥‥‥‥‥‥‥‥‥‥200
精神障害者保健福祉手帳‥‥‥‥142
精神分析‥‥‥‥‥‥‥‥‥‥‥166
精神保健福祉法‥‥‥‥‥‥‥‥178
精神療法‥‥‥‥‥‥‥‥158, 178
セルフスティグマ‥‥‥‥‥‥‥90
全般不安症‥‥‥‥‥‥‥‥‥‥94
羨望‥‥‥‥‥‥‥‥‥‥‥‥‥161

そ
躁うつ‥‥‥‥‥‥‥‥‥‥‥‥104
双極症‥‥‥‥‥‥‥‥‥‥‥‥104
躁状態‥‥‥‥‥‥‥‥‥‥‥‥102
側頭葉てんかん‥‥‥‥‥‥‥132
素行障害‥‥‥‥‥‥‥‥‥‥‥92

た
対処努力‥‥‥‥‥‥‥‥‥‥‥68
多動‥‥‥‥‥‥‥‥‥‥‥‥‥84

ち
知的発達症（知的障害）‥‥‥20, 92, 118
注意欠陥多動性障害‥‥‥‥‥84, 86

聴覚的把持力‥‥‥‥‥‥‥‥‥126
治療アドヒアランス‥‥‥‥‥‥24
治療構造‥‥‥‥‥‥‥‥‥‥‥75
治療者-患者関係‥‥‥‥‥‥‥‥60
治療者自身のメンタルケア‥‥‥177

て
定位的頭蓋内脳波‥‥‥‥‥‥‥196
適応反応症‥‥‥‥‥‥‥‥‥‥136
てんかん外科‥‥‥‥‥‥‥‥‥196
てんかん（性）精神病‥‥‥‥‥200
てんかん地域診療連携体制整備事業‥198
てんかん治療支援コーディネイター
‥‥‥‥‥‥‥‥‥‥‥‥‥198

と
同意‥‥‥‥‥‥‥‥‥‥‥‥‥50
統合失調症‥‥‥‥‥‥112, 114, 136
トラウマ‥‥‥‥‥‥61, 74, 90, 189
トランジション‥‥‥‥‥‥‥‥32
Dravet 症候群‥‥‥‥‥‥‥96, 154
TALK の原則‥‥‥‥‥‥‥‥‥119

な
泣き発作‥‥‥‥‥‥‥‥‥‥‥103
ナルコレプシー‥‥‥‥‥‥‥109
難治てんかん‥‥‥‥‥‥‥‥‥62

に
ニューロモジュレーション‥‥‥196
妊娠‥‥‥‥‥‥‥‥‥‥‥‥‥144
認知機能‥‥‥‥‥‥‥‥‥‥‥58
認知行動療法‥‥‥‥‥‥70, 77, 119

ね
ネグレクト‥‥‥‥‥‥‥‥‥‥88
年齢依存性てんかん症候群‥‥‥‥62

の
脳深部刺激療法‥‥‥‥‥‥53, 197

脳波検査……………………16

は

曝露反応妨害法………………95
発達障害………………84
発達性読み書き障害…………128
パニック発作………… 42, 116
反抗挑戦性障害………………92
反射てんかん…………………154
パーソナリティ症（パーソナリティ障害）………………… 105, 188

ひ

光感受性………………154
光感受性（過敏性）てんかん…154
光突発反応………………154
引きこもり………………175
被虐待体験………………60
ビデオ脳波検査………………29
病態水準………………75
広場恐怖………………94

ふ

不安………………94
不安症………… 94, 117
不安発作………………116
不機嫌………… 40, 200
複雑性心的外傷後ストレス症…188
服薬………………148
服薬履行………………64
不適応………………89
不登校………… 90, 91, 175
不眠………………108

へ

ペランパネル………………40

ほ

包括的てんかん医療……………198
包括的てんかん医療施設…………198

包括的てんかん専門医療提携施設連合
………………199
発作間欠期精神病………………115
発作恐怖症………………116
発作記録………………28
発作後精神病………………115
発作性恐怖………………42
発作体験………………30
発作発現閾値………………135

ま

マインドフルネス………… 70, 77

む

無意識………………166
無知の姿勢………………183

め

迷走神経刺激療法………… 50, 53
メンタライジング………………185
メンタライゼーション……… 78, 169, 184

や

薬剤抵抗性………………36
薬剤変更………………36

よ

予期不安………………42
抑圧………………166
抑うつ………………66

れ

劣等感………………175
レベチラセタム………………40
レム睡眠行動障害………………109

わ

ワーキングメモリ機能………………126

〔編著者略歴〕

岩佐　博人　Hiroto Iwasa, M.D., Ph.D.

1979 年　北里大学医学部卒業
1987 年　千葉大学大学院医学研究科修了（医学博士）
1997 年　千葉大学医学部精神医学教室講師
2001 年　弘前大学医学部神経精神医学講座臨床教授
2002 年　弘前大学医学部神経精神医学講座講師
2008 年　青森県立精神保健福祉センター所長
2013 年　弘前医療福祉大学保健学部教授
2015 年　木更津病院きさらづてんかんセンターセンター長
2024 年 10 月〜　現職

現　　職　千葉県循環器病センターてんかんセンター
　　　　　医療法人静和会浅井病院精神科
　　　　　木下記念学園クリニックてんかんと精神医学研究部顧問
専門資格等　日本てんかん学会専門医・指導医，VNS 療法資格認定医，日本専門医機構認
　　　　　定精神科専門医・指導医，精神保健指定医
役職等　　日本てんかん学会名誉会員・元理事，日本神経学会てんかん診療ガイドライン作成
　　　　　委員会委員，千葉県てんかん支援拠点病院連絡協議会委員，てんかん治療研究振興
　　　　　財団企画委員
受　　賞　日本てんかん学会　学会功労賞（2024 年）
著　　書　『てんかん臨床に向きあうためのシナリオ』（新興医学出版社，2021），『てんかん専
　　　　　門医ガイドブック改訂第 2 版』（共編著，診断と治療社，2020），『てんかん診療ガ
　　　　　イドライン 2018』（共編著，医学書院，2018），『てんかん教室改訂第 3 版』（共著，
　　　　　新興医学出版社，2012）

Ⓒ 2025　　　　　　　　　　　第 1 版発行　2025 年　3 月 20 日

てんかん診療　悩みまくり　（定価はカバーに表示してあります）

編著　　岩佐　博人

発行者　　　　　　林　峰　子
発行所　　　株式会社 新興医学出版社
〒113-0033　東京都文京区本郷 6-26-8
TEL 03-3816-2853　FAX 03-3816-2895

検　印
省　略

印刷　三美印刷株式会社　　　　ISBN978-4-88002-935-1　　　郵便振替　00120-8-191625

・本書の複製権・翻訳権・上映権・譲渡権・公衆送信権（送信可能化権を含む）は株式会社
　新興医学出版社が保有します。
・本書を無断で複製する行為（コピー，スキャン，デジタルデータ化など）は，著作権法上
　での限られた例外（「私的使用のための複製」など）を除き禁じられています。研究活動，
　診療を含み業務上使用する目的で上記の行為を行うことは大学，病院，企業などにおけ
　る内部的な利用であっても，私的使用には該当せず，違法です。また，私的使用のためで
　あっても，代行業者等の第三者に依頼して上記の行為を行うことは違法となります。
・ JCOPY 〈㈱出版者著作権管理機構　委託出版物〉
　本書の無断複製は著作権法上での例外を除き禁じられています。複製される場合は，その
　つど事前に，㈱出版者著作権管理機構（電話 03-5244-5088，FAX 03-5244-5089，e-mail：
　info@jcopy.or.jp）の許諾を得てください。